AT DEATH'S DOOR

End of Life Stories from the Bedside

死亡的质量

[美] 塞巴斯蒂安·塞普韦达
[美] 基尼·格雷厄姆·斯科特
——著

江丹 汪丽
——译

北京联合出版公司
Beijing United Publishing Co.,Ltd.

本书非医疗手册。本书内容旨在帮助读者了解临终关怀，理性选择临终方案。本书提及的治疗经验不可替代医生的治疗建议。如果读者有医疗问题，请寻求专业医生的帮助。本书出版商或作者对本书中提及的产品、医药公司或医疗机构不做推荐。

目录

前言

我是一名肾病专科医生，我有自己的诊所，同时也在医院行医，陪伴过许多患者度过人生的最后时光。我发现有两个因素直接影响临终治疗方案的制定：一个是患者对 DNR（拒绝心肺复苏）或者 DNI（拒绝气管插管）的理解和接受度，另一个是患者家属对 DNR/DNI 的认知和决策。患者在昏迷或罹患重度中风等情况下，意识不清或已说不出话来，丧失了判断能力，家属就要代替他们选择临终治疗方案。有些患者会提前向医生及其家人明确交代是否抢救，但多数患者没有做生前预嘱[①]，这加大了制定临终治疗方案的难度。

患者及其家属对生命结束时的痛苦有各种担忧，令他们最为焦虑的是患者身体状况和精神状态每况愈下，饱受病痛的折磨。作为临终关怀医生，我根据患者的意识清醒程度，分别向患者本人、其家属及其家庭医生（通常家庭医生会将其转到医院接受临终护理）提供治疗建议，同他们一起讨论临终方案。

医生的职业道德是救死扶伤，然而，在临终医学领域里，这个信仰正在受到挑战。无论如何，临终关怀医生都得承担这一特殊的挑战，在医疗发达的今天尤为如此。虽然现代医疗技术能够延长患者的生命，但临终关怀医生应该根据实际情况理性看待死亡，维护患者的

① 生前预嘱：人们事先在健康或意识清楚的状态下签署的，说明在临终时要或不要哪种医疗护理的指示性文件。——编者

利益。

人们对临终抢救的看法也发生了变化，有的主张尽量缓解病痛，有的则支持安乐死，希望提前结束痛苦。至今美国只有 5 个州立法允许安乐死或尊严死。布列塔妮·梅纳德（Brittany Maynard）的故事广受关注，医助自杀的想法逐渐被人们所接受。布列塔妮·梅纳德是位晚期脑癌患者，她只有 29 岁，住在加利福尼亚州，当她发现自己的病情已经无力回天时，积极呼吁"死亡权"合法化。她决定提前结束痛苦，有尊严地离去。但彼时医助自杀在加州尚未合法，为此她与家人不得不搬到俄勒冈州，准备在那里告别人生，因为该州有《尊严死亡法》，允许身患绝症、生存期少于 6 个月但心智健全的成人，在医生的协助下结束自己的生命。2014 年 11 月 1 日，她服用了医生开出的致命剂量的药物后，告别了这个世界。她曾说过："有尊严地死去对我和家人来说是最好的选择。"① 那时，美国只有 3 个州允许医生为身患绝症的患者施行安乐死，有 7 个州正在讨论出台这方面的法律。当时加州议会也已经通过了《临终选择法》，该法案后来于 2015 年 10 月 5 日由杰里·布朗州长签署正式成为该州的法律。②

尽管法律和公众的态度发生了变化，我作为一名临床医生，在为临终患者减轻痛苦的同时，仍然致力于延长生命的努力。本着这个精神，我不遗余力地与陪伴患者的所有家属一起关怀和照顾他们。

本书就是从关怀患者这个角度来写的，目的是让读者深入了解医生能为临终患者及其家属提供哪些医疗服务。每个患者临近死亡的状态都不相同，得到亲友的关爱程度不同，他们自己对待死亡的态度也不一样，有的愤怒，有的抗拒，有的豁达。得到关爱的患者在生理上和心理上都感到安慰，但也有一些患者会孤独地死去，对孤独的恐惧

---

① 凯瑟琳·肖希特（Catherine E. Shoichet）：《"有尊严的"死亡倡导者布列塔妮·梅纳德离世》，载美国有线电视新闻网，2014 年 11 月 3 日，http://www.cnn.com/2014/11/02/health/oregon-brittany-maynard。

② 《加州〈临终选择法〉与"尊严死"》，载《尊严死》2016 年 1 月 22 日，https://www.deathwithdignity.org/news/2016/01/california-end-of-life-option-act。索米亚·卡拉曼格拉（Sounmya Karlamangla）：《加州的医助自杀法（指〈临终选择法〉）将如何运作》，载《洛杉矶时报》2016 年 5 月 12 日。

可能会导致他们否认事实，抗拒死亡。我曾有一个病态肥胖症患者，生命垂危，无人探视，但他会自嘲自己的处境，也许他是想利用幽默这个盾牌，将死亡拒之门外。但在临终时，他不得不接受了事实，两天后，他平静地告别了这个世界。

第一章

临终关怀

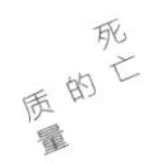

在本书中，我描述了与临终患者及其家属，以及其他参与治疗的医护人员打交道的经历，这其中也包括一些宗教领袖，这些天主教的、新教的或犹太教的神职人员在患者离开尘世之前，为他们提供生活上和精神上的指引和支持。

全面了解临终关怀医疗模式，首先要了解医院系统以及提供临终关怀的其他组织。随着人类寿命的延长，人们更加重视健康，对临终关怀的需求增多，因此，成千上万像我这样的医生加入到临终医疗这一队伍之中。但这是一个新兴职业，绝大多数美国人都没有听说过。

在这一章中，我想描述临终关怀医疗系统的运作方式，以帮助读者了解这个系统中的每个人是如何在法律许可的范围内尽可能提供最优质的医疗服务的。比如，如果患者寻求医助自杀，在大多数州，他们都会遭到拒绝。但如果临终患者想以最小的痛苦结束自己的生命，不进行任何抢救，医生就可以停止一切治疗，只需通过“舒适和安慰”方案（comfort-and-compassion option）帮助患者缓解或消除疼痛，这样他们就能够在没有任何积极治疗措施的介入下自然死亡。

临终关怀医疗系统的要素包括：

- 临终关怀医生团队
- ICU（重症监护治疗病房，又称“重症监护室”）
- 其他提供临终关怀的医疗单位

- 提供姑息护理服务的机构
- 临终关怀中心（接收濒死患者）
- 提供临终关怀服务的护理中心
- 协助临终患者的其他医护人员

医院医生

近几年来，医院出现一类新型岗位，这些医生专门负责住院患者（也包括临终患者）的治疗，他们被称为“医院医生”。医院医生尚未发展成为一个单独的、专业的岗位，往往还从事其他类型的医疗服务。以我为例，我既在自己的诊所行医，也在医院做医院医生。

医院医学发展迅速，吸引了各个年龄段的医生。大多数医院医生都非常年轻，他们刚刚从医学院毕业，完成了专业培训，但是还没有成立私人诊所，没能与患者建立起长期的医患关系。医院医生有专业技能，工作职责包括有效地、富有同情心地与患者及其家属沟通，负责自己主管的患者（基本上是内科患者）的诊疗工作，还包括组织全院各学科的会诊等。对医院医生来说，临终关怀只是一项工作。他们定期查房，与患者、患者家属及各专科医生沟通患者病情，为患者及其家属提供支持，但对于处理患者临终时出现的许多问题不一定有经验。

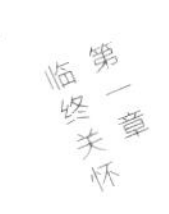

看起来临终患者的死亡只是时间问题，他们短则几天长则几个月就会死亡，因此没有必要花时间为他们诊断病情和制定治疗方案，实则不然，死亡并非是唯一的结局。有些临终患者多脏器衰竭，明显处于不可逆转、濒临死亡的状态，但经治疗后奇迹生还。

医生可以帮助临终患者了解疾病预后和康复概率。虽然在某种程度上，结果取决于患者的生存意志，但是当脏器已经衰竭，无法逆转时，无论患者多么顽强，都无法战胜死亡。临终治疗的实质是临终关怀，医生的作用是为患者提供建议和支持，或鼓励患者与死神搏斗，或帮助患者面对现实，选择最佳临终方案。临终患者更适宜选择以控制疼痛为目的的“舒适和安慰”方案，而不是全力抢救，因为全力抢救只会令病痛更多、更长。

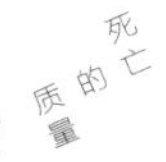

ICU 的功能

ICU 在临终治疗中发挥着重要的作用，其收治对象为危急和危重患者。

设立 ICU 的目的是把危重患者集中起来，在人力、物力和技术上给予最佳保障，以期得到良好的救治效果。与普通病房相比，ICU 提供全天候的加强护理，也根据情况提供一对一的个体化护理。ICU 配有心肺复苏和气管插管等所有急救器材。ICU 医疗小组能熟练地操作医疗设备，应变能力强，急救经验丰富。ICU 患者渡过危重阶段，病情稳定后，一般要转出 ICU，转入普通病房继续治疗。

医院与医生的关系

医院与医生之间的关系是临终关怀系统中的要素之一。有的医生像我一样与医院有工作关系，如果我诊所的患者住院，我就会在医院继续为他们提供服务，一直陪伴他们走过人生的最后一刻。但多数家庭医生不是医院医生，他们的患者住院后即由医院医生接手治疗，家庭医生与患者建立起来的长期医患关系可能至此中断，有的家庭医生也会偶尔来医院看望他们的老患者，但这些患者现在主要由像我这样的医院医生和其他专科医生一起提供临终关怀。在临终关怀体系中，随着医院医生队伍的壮大，家庭医生的参与度可能会越来越低。

尽管有些家庭医生与患者的关系长达10年或20年之久，但是，无论他们的医患关系有多长久，患者的病情总有一天会严重到需要送去医院治疗。人随着年龄的增长而逐渐衰老，慢慢走向死亡。这与开车有点类似，汽车行驶的里程越长，毛病就越多，轮胎磨损、散热器漏水、发动机漏油等故障一个接一个出现，最终，故障多到无法修理，汽车就彻底报废了。患者住进医院后就会被新的医生接管，为了解患者的情况，医院医生通常会要求患者做些以前做过的检查，但是，许多检查不但价格昂贵，还会引起身体不适。此外，医院医生还会要求患者重新讲述一遍病史，因为病历中通常不记载治疗效果。如果这些患者仍由家庭医生提供服务，他们就不必重复做检查，更不必重述病史。而家庭医生对患者非常了解，所以，比较理想的是由家庭医生帮助患者选择临终方案，他们知道哪个方案对患者目前的病情更合适，处理临终相关事宜也比医院医生更有经验。

就在几年前，临终患者的家庭医生还常常去医院查房，患者出院后，还会到他们的私人诊所定期复查。但是，现在越来越多的临终关怀服务由医院医生接管，部分原因是治疗对高科技医疗设备的依赖增多，各类专科医生提供的医疗服务也越来越多。

患者病情危急时，病历资料关系着生死，但医院的病历上只有患者的既往病史，医生不知道患者之前接受过哪些治疗以及治疗效果如何。幸好现今医院有数据收集系统，医疗记录集中在病历中心，为获取这些信息提供了很多便利。如果患者之前在别的医院就诊，就需要向该医院正式申请调看病历。

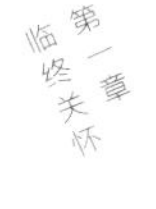

不幸的是，医疗行业的发展导致家庭医生和医院医生之间的分化越来越大，前者在自己的诊所行医，而后者在医院行医。造成分化的原因之一是家庭医生在诊所行医比去医院看一两个患者能获得更高的经济收益，越来越多的医院医生逐渐接管了本来由家庭医生做的服务。

与此同时，像我这种有志做医院医生的家庭医生正在减少，这意味着患者基本上变成了双重患者，在门诊看病时由家庭医生服务，住院时由医院医生领导的医疗小组服务。尤其是像慢性阻塞性肺病（慢阻肺）这样多次住院、出院的患者就可能得到两个不同的预后和治疗建议。双重患者的好处在于能够享受到更个性化的治疗，家庭医生基于与患者长期的关系更了解患者的病情，而医院医生则擅长急重症处理和临终治疗，而且还有一个团队共同商讨病情和治疗方案。有的医生，比如我，同时扮演这两个角色。

由医院医生领导的治疗小组有一个弊端，那就是患者每次都得到同一位医院医生服务的可能性非常小，因为医院有很多医院医生，他们轮班工作。患者每面对一名新的医院医生，就要开始一个全新的医患关系。解决这个问题的唯一办法是医院医生要有奉献精神，能随时为患者服务，我就是如此。然而，大多数医院医生一周上班一周休息，随时为患者服务的医院医生可遇而不可求。

这个团队还有另一个弊端，即刚从医学院毕业的医院医生缺乏与临终患者及其家人打交道的经验，所以他们的工作方式和建议的治疗方案与家庭医生的可能会有所差异。例如，医院医生可能会鼓励一个已经决定拒绝积极治疗或抢救的患者，推翻之前的治疗方案，转为积极治疗，他们这样做的出发点是治病救人，这是医生的天职。但这样一来，患者的痛苦可能会再延长一小段时日，改变了患者希望停止治疗，只接受“舒适和安慰”的初衷。

单独由家庭医生提供的服务也存在弊端，他们可能在救治临终患者方面不那么积极，对与疾病做顽强斗争、充满信心的患者只提供“舒适和安慰”。我看到有的家庭医生认为患者已经无药可救而没有积极救治，但该患者在适当的治疗和支持下，确实痊愈了，获得新生。

姑息治疗团队

人口老龄化不断加速，临终关怀的需求巨大。临终关怀的发展促进了姑息治疗医生队伍的壮大。姑息治疗小组由临终关怀专业医生领导。该小组能够帮助患者及其家属正确认识病情，驱散不切实际的期望，他们熟悉麻醉剂和镇静剂的使用，还可以提供长期的个人护理。一般来说，医院护理小组会请求姑息治疗小组与患者及其家属见面，姑息治疗小组再次评估患者，如果他们也判定病情已发展到终末期，他们会建议如何为患者提供社会支持和疼痛控制，保障患者在生命的最后一程中得到照护和安慰。通常，这些患者已不适合积极治疗，积极治疗对他们没有益处，反而有加速死亡和带来更多病痛的风险。

当患者与其家人或家人内部之间就临终方案存在严重分歧时，姑息治疗团队的介入特别有效。姑息治疗小组受过专门训练，能够理解家属与患者之间的分歧，可以帮助亲友理解患者选择某个临终方案的缘由，如果某个或多个家属不顾患者的意愿，强行干涉临终方案，姑息治疗小组可以说服他们接受或者勉强接受患者的意愿，而不是让患者为了息事宁人而委屈自己。

姑息治疗小组主要有两种组织形式，其组员构成相同，都包括护士、宗教人员、社会工作者以及其他积极帮助患者及其家人应对临终问题的人，二者的区别在于是否有姑息治疗医生的参与。我更赞成由家庭医生领导的姑息治疗小组，我自己就领导着这样的一支团队。我其实不太赞成由医院里专门的姑息治疗医生领导的小组，在这类团队中，患者不得不适应新的医生，其与家庭医生培养起来的长期关系可能会被取代或被忽视。

由姑息治疗医生领导的团队存在两个弊端：其一，领导团队的姑息治疗医生通常没有接受过任何正式的临终关怀培训，只接受过短期的课程培训。正式的进修医生培训项目本身就很少，而且进修医生培训项目通常要求在某一专科全脱产培训至少一年，如果包括实习培训的话，通常需要两到三年。我不相信没有经过长期专业培训的姑息治疗医生可以比专业的家庭医生或怀有仁爱之心的医院医生做得更好，更能帮助患者走好人生的最后一程。可能很多医院医生会为自己辩护说护理临终患者太费时、费力，他们没有那么多时间，但是以我为例，我自己是非常投入的，总是为患者提供适当的照护。其二，姑息治疗医生了解患者病情的主要途径是通过翻阅病历及医院医生记的笔记，他们的确也与患者及其家属交流，但这些交流通常很简短，要想非常了解患者，仅靠这点交流远远不够，无法与家庭医生或有长期医患关系的医院医生相比。临终并不是一个具体的时间点，而是一个过程，通常需要几个评估点，这不是几句简短的问诊之后，快速建议一个护理方案就能解决的。姑息治疗医生的压力也很大，他们知道，有的患者会因治疗受到干预而死亡，而有的患者则会因缺乏干预而死亡。有经验的姑息治疗医生会与了解患者的医院医生一起工作，虽然他们无法得知选择怎样的临终方案更科学，但他们知道哪种方案更人道，更富有同情心。

总之，我相信非姑息治疗医生领导的团队服务最有效率。对于年轻、缺乏经验的医院医生来说，如果能有一个后备团队来处理更多的技术细节，提供日常的止痛和护理，工作会更有效率。但年轻医院医生因缺乏经验，对患者了解较少，可能会反对团队内其他医生的意见，坚持对濒死患者积极治疗。

无论是由家庭医生领导的团队还是由姑息治疗医生领导的团队，其基本目标和主要任务都是根据患者是否抢救的意愿和当时的病情提供医疗支持。

当家庭医生与医院医生对治疗方案存在分歧

在家庭医生和医院医生都参与临终治疗的情况下，如果他们建议的临终方案基本一致，患者就容易采纳他们的建议。但如果两名医生的意见存在分歧，患者就会很纠结，不能确定哪种方案更好，再加上亲属们七嘴八舌地发表各种意见，就更难做出抉择。

以下因素也影响对临终方案的选择：家庭医生和医院医生之间的沟通情况（我们不能想当然地认为他们关系良好，沟通顺畅），专科医生没有在病历上写下确切的治疗方案，家庭医生的生活信条。

DNR/DNI 争议

对 DNR/DNI（拒绝心肺复苏 / 拒绝气管插管）的争议也是在选择临终方案的过程中遇到的主要困难之一。产生争议的主要原因在于执行 DNR/DNI 违背了医护人员的信仰，“不伤害患者，不辞艰辛治愈患者”，自进入医学院的第一天起，这些医学誓言就被反复强调，铭记于心。

医护人员努力践行救死扶伤的使命，下面举一个他们抢救急性创伤患者的例子。患者不幸遭遇车祸或溺水后，出现心律不齐、呼吸困难、血压急剧下降，立即进入抢救程序。每个病房的墙壁上都有一个呼叫救治按钮，不管谁按下这个按钮，警报声一响，距离此病房最近的医生、护士和当天值班的医生、护士都会带上必要的医疗器械即刻前往，几分钟内，病房里就冲进一二十名医护人员对患者展开急救。

抢救时机只有短短的几分钟，在场的医护人员各司其职，迅速根据自己的专业组成一个急救小组（有的做临时负责人，有的搭建监护设备，有的负责做心肺复苏术，有的负责药物注射……）。组长第一时间分配任务，由哪个医生负责哪项工作。他们首先要做的是检查患者的气道是否通畅，确认患者是否呼吸困难，测量患者的脉搏和血压。他们会高声交流患者的情况：“有没有脉搏？”“有没有呼吸？”他们协同工作，训练有素，每个人都清楚自己该做什么，如何与死神争

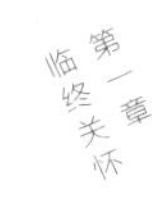

夺患者。

急救过程中要考虑身体各系统之间的相互作用和影响。例如，血液循环系统和呼吸系统相互影响，如果血液循环中止，很快也会导致呼吸骤停。患者心跳停止后血液循环即中止，接着导致大脑缺氧，大脑缺氧超过 3 分钟，就会导致不可逆转的脑损伤，然后身体功能就会出现障碍。相比之下，如果患者及时获救，呼吸暂停 3 ～ 4 分钟，不会对大脑造成不可逆转的损害。然而，在临床上，医疗小组必须同时处理血液循环和呼吸这两个系统，这个过程就像救火，所有物品同时在燃烧，因此，抢救程序必须高度标准化。

下面简单介绍一下院外急救的基本程序。急性呼吸道异物（例如食物卡进气管造成气道梗阻）致心脏骤停，或心脏病发作致呼吸困难，医生或其他目击者应在现场立即施救。施救人员应先判断病人神志是否清醒，然后清除呼吸道异物，接着做胸外心脏按压进行心肺复苏，以保证病人心、脑及全身其他重要器官获得最低限度的紧急供氧。与此同时，请围观的人拨打急救电话。一般来说，仅凭一己之力就把患者抢救回来的是个例，因为在绝大多数情况下，急救需要整个团队的努力。

患者被成功救回来后，经过一段时间的康复就可以正常生活。但是心脏骤停的死亡率高达 90% 左右，很少有人能幸运生还。

急性创伤患者的康复与那些已经因各种病因导致心脏或呼吸骤停的临终患者的康复完全不同。积极救治濒死的慢性病患者通常是不明智的，因为这些救治是有创的，会加重病情，如做心肺复苏会导致肋骨骨折，增加创伤。DNR/DNI 选项的设置就是给患者一个机会，他们可以选择不接受有创急救，避免被抢救回来后继续承受更多的病痛。一旦患者选择 DNR/DNI，医疗小组将不会对其做任何积极治疗，而患者通常在心脏和呼吸停止几分钟后自然死亡。

常见致死疾病

几乎每个人都有可能陷入命悬一线的境地，比如遭遇突如其来的车祸、枪击、滑雪事故或溺水等突发事件，但总的来说，患者死亡的主要原因是不可逆转的绝症。通常，这些绝症由其他病发展而来，如酒精中毒造成肝硬化，继而发展为肝癌。但是，无论什么病因，这些疾病本身都可能恶化至终末期疾病，通常这些病会呈缓慢进行性发展，在患者死亡之前可能会持续多年。

下文详细介绍四种常见致死疾病：呼吸系统疾病、心血管疾病、脑卒中和癌症。

呼吸系统疾病

呼吸系统疾病的发展通常需要几天时间，这给了医生们评估、重新评估并制定治疗方案的机会。一般来说，这类患者意识清醒，医护人员有时间与患者及其家人商量下一步治疗方案。然而，如果患者吃饭时被噎到、喝水被呛到或感染肺炎，病情就会急转直下，留给大家商量临终方案的时间就很紧张。

呼吸系统疾病常见的治疗方案是提供呼吸支持。呼吸支持可分为非侵入性和侵入性两种，也称为无创呼吸支持和有创呼吸支持。无创呼吸支持中最普通的是壁式吸氧。鼻插管的一端连接医院墙壁上的氧气开关，氧气通过鼻插管另一端的两个尖头鼻塞送入鼻孔。若患者呼吸症状未有缓解，可以使用 CPAP[1] 呼吸机或 BiPAP[2] 呼吸机辅助呼吸。呼吸机由呼吸罩、连接管和制氧机构成。连接管的一端连接呼吸罩，另一端连接制氧机。呼吸罩是密闭的面罩或鼻罩，罩在鼻子和嘴

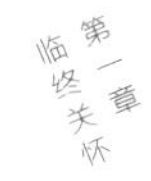

① CPAP：英文全称为Continuous Positive Airway Pressure，意为“持续正压通气”。——编者

② BiPAP：英文全称为Bi-level Postive Airway Pressure，意为“双水平正压通气”。——编者

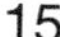

或鼻子区域，制氧机外观是一个台式电脑大小的金属盒子，其功能是调节气流。CPAP 呼吸机由医生根据患者的情况设置一个固定的压力值，而 BiPAP 呼吸机的压力跟随患者的吸气和呼气进行切换。对于重度呼吸衰竭患者，则需要使用侵入式呼吸机。人工呼吸机是有创的，经鼻腔、口腔气管插管或气管切开，建立人工气道，将空气引进肺部。

如患者能及时得到辅助呼吸支持，呼吸情况通常会好转，可以决定是否在将来可接受呼吸机维持治疗。许多患者尤其是被告知终末期的患者选择不抢救，患者可以立生前预嘱，选择 DNR/DNI 停止治疗，医疗小组为其提供临终护理，患者有尊严地死去。某些患者会希望病危时接受插管抢救，而有些患者则拒绝这类干预。但是为了确定患者真正的意愿，医护人员会反复询问患者的选择，而患者也经常会改变主意。这些反复询问会引发患者的焦虑，为此，马萨诸塞州规定医院使用 MOLST[①] 表单，一旦患者签字同意，该表单的决策即生效，不必反复询问患者的意见。然而，患者随时有权要求更改生前预嘱。

一般来说，患者首次犯病，确实希望能够康复，他们需要呼吸支持来渡过当前的危机。但随着病情的发展，尤其是患者身患多种疾病时，他们通常会选择 DNI。

慢阻肺是最常见的需要呼吸支持的病之一。慢阻肺患者大多有长期吸烟史，有些患者来院前已经在使用氧气瓶辅助呼吸。事实上，这类患者通常由呼吸科医生治疗。慢阻肺患者一般会多次发病，症状越来越明显，后期不得不依靠器械通气，最后会被送往 ICU。有时患者急性发作后经器械通气或 ICU 治疗后病情暂时得到缓解，但之后发作会更频繁，而且一次比一次严重，直至不可逆转。

病情明显到终末期时，医护人员除了与患者讨论病情之外，还要讨论是否放弃抢救。

① MOLST：英文单词，意为“维持生命治疗的医疗指示”。——编者

心血管疾病

充血性心力衰竭是常见的心血管疾病之一。患者通常由于心肌损伤、心室泵血或充盈功能低下，向肺输送氧气时遇到很大的阻力，心排血量不能满足机体代谢的需要，出现呼吸困难、全身浮肿、运动乏力等症状。另一种常见的心血管病是冠状动脉硬化。胆固醇和脂肪沉积在动脉壁中，使动脉通道变窄，这种情况被称为冠状动脉粥状硬化。冠状动脉发生狭窄时，无法向心脏提供正常的血流，如果动脉壁上的不稳定斑块形成血栓，血栓阻塞了流向心肌的血液，心脏供血突然大量减少，就会引发心脏病。还有一种常见的心血管病是心脏瓣膜病，即心脏瓣膜受损，导致心脏瓣膜无法正常运转。心脏有四个瓣膜，它们的开放与关闭起着单向阀门的作用，使血液单向流动，不能倒流，它们的口径又能保持一定的血流量。心脏瓣膜受损有两种情况：一是瓣膜口出现狭窄，相当于阀门开不全，血液流通不畅；二是瓣膜关闭不全，相当于阀门关不上，导致心脏收缩时血流向前、后两个方向流动。一旦心脏瓣膜受到了严重的损伤，就会使心脏负荷过重，机体供血不足，致心脏衰竭，危及生命。此外，心肌肥厚或心肌过薄会把心脏泵血的通道堵塞，引发猝死。心脏传导系统就像一个复杂的电路，当电路出现异常情况，就可能“短路”，导致心律失常，所以严重的心律失常也可直接导致心脏骤停。

不管什么原因，一旦患者心跳停止，治疗小组就会在 3 分钟内对其进行人工刺激、胸外按压、电击除颤（AED）或其他方法刺激心肌收缩恢复心跳。如果患者恢复了心跳（尽管不太可能），也可能会因缺氧造成神经系统损伤。这些抢救措施通常会加重患者的病情，增加患者的痛苦。患者被救回来后，很可能会有肢体活动受限、失语和定位偏差等脑损伤表现，加之其他疾病的折磨，许多患者宁愿选择 DNR，自然死亡。

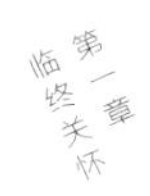

然而，除了急性创伤之外，心脏骤停的发病原因与吸烟、病态肥

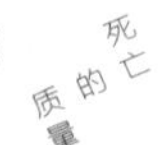

胖、高血压、高血脂、长期压力等因素密切相关，以前发过心脏病或突遭强烈刺激也是致病因素。

心脏好比船上的舵。遇到强风，船舵可能会突然前后摇晃，随着风力的持续加大，船舵可能会突然折断。同样，如果心脏负荷过重，也会引起心力衰竭。

心脏骤停的死亡率高达 90% ~ 95%。即使患者被从死神手里夺回来，这次发病对他们身体的影响也是毁灭性的。

脑卒中

脑卒中俗称“脑中风”或“中风”。虽然每年脑中风病例成千上万，有些并没有造成严重后果，但脑中风应被视为严重警告。这跟地震有点类似，比如加利福尼亚州某地发生了一次小地震，但是并未造成严重破坏，尽管从统计数据上看，近期不太可能会发生大地震，但它只是提醒人们这是一个地震区，预警未来可能发生的大地震。

脑中风是由脑部血液循环障碍导致局部神经功能缺失的一种疾病，也就是说脑血管出现异常，进而导致大脑无法发挥正常功能。血液供应中断或严重减少导致大脑缺氧，大脑是人体中最为敏感的器官，缺氧首先损害的就是大脑，如果缺氧时间达到一定长度，通常在几分钟内，脑细胞就开始死亡。

脑卒中可分为缺血性脑卒中和出血性脑卒中。缺血性脑卒中主要指由于脑血管狭窄或阻塞造成脑组织缺血。血管阻塞造成的脑卒中，俗称“脑血栓”。出血性脑卒中是由于长期高血压、脑血管先天脆弱或者颅内动脉瘤破裂等原因导致出血，血液压迫正常的脑组织，使大脑无法发挥正常功能，也就是常说的“脑溢血”。脑动脉瘤就像长在树上的浆果，在血管壁上异常膨出，它就像一块被过度拉伸的橡胶出现渗血或破裂，导致脑出血。突然言语不清、一侧肢体麻木无力、出现意识障碍等，是脑卒中常见的症状。

有些患者脑中风后，大脑功能得到了修复，只是造成了短期行动不便。而有些脑中风患者溶栓未成功或出血未止住，后果是毁灭性的，脑细胞大量死亡，导致患者丧失许多功能。例如脑血管爆裂导致血液流入脑实质内，大面积出血，压迫脑组织，大脑无法向身体传递信号，身体对应的部分就会丧失功能，如果丧失呼吸功能，人就会停止呼吸。如果大脑皮质（即覆盖于大脑两半球表面的灰质，是高级神经活动的物质基础，是调节人体生理活动的最高级中枢，如逻辑推理能力）承受的压力过大，人就会陷入昏迷，进而死亡。

以前很难向脑中风患者家属解释他们的亲人到底经历怎样一个发病过程。他们所能看到的只是患者突然吐字不清、呼吸急促、走路跌跌撞撞、摔倒或陷入昏迷等外在表现，但是现在医技人员可以通过电脑和监测仪等现代医疗设备，向家属展示脑中风对患者的脑组织造成广泛损伤，这样他们就能够理解患者面临的死亡风险，然后家属会做出更理智的选择，让患者自然死亡，而不是坚持要求医疗小组对一个陷入永久昏迷、没有治疗希望的患者做各种徒劳的抢救。

我的一位尿毒症患者经常住院，肺炎、心脏病、感染，住院原因不尽相同。她每次在医院治疗几天后都能出院回家康复。有一段时间，她康复得很好，能在小区附近散步、购物、做点日常琐事。

一次刚出院后不久，她在家里昏倒了。她的女儿拨打了 911，救护车将她送到急诊室。我接到电话后立即赶去看她，当我冲进去的时候，护士正在给她接呼吸机。监护仪上显示各项生命体征都不平稳，说明中风很严重，大脑受到了不可逆转的损伤，这一次她不能出院回家康复了。我对她的儿女们解释："你们看 CT 片，血管爆裂，就像大坝决堤一样，血液淹没了大脑，直接压迫脑组织。而且，血管破裂，脑组织缺血缺氧，这些都导致关键部位无法控制呼吸或其他身体功能，她所有的神经功能基本上都消失了。"

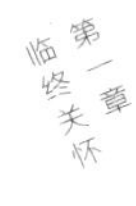

在 CT 扫描图像的帮助下，我能够解释该患者的情况不可逆转，没有治疗价值。她的家人理解了之后自愿选择 DNR/DNI，几天后，

她心跳停止，自然离世。

这个病例除了说明脑中风是常见致死病因之外，还说明计算机成像技术在帮助患者及其家属了解患者病情方面起着重要作用。这些图像资料非常直观，可以帮助患者及其家属理解患者已经或可能会受到的损害，选择最合适的临终方案就变得容易多了。

癌症

癌症常用大写的字母 C 表示。事实上，癌症已经成为死亡的主要元凶，恶性肿瘤通过入侵和穿透人体重要器官而致其衰竭。例如，肿瘤在侵入肠道的过程中，它实际上穿透了肠壁，使肠壁成为肿瘤本身的一部分，就像电影《变形怪体》(*The Blob*) 中臭名昭著的怪体一样，沿途吞噬一切遇到的东西，体形快速增大。肿瘤的另一个攻击方式是，它增长到足够大时，对周围重要脏器造成挤压或移位，致其丧失功能。例如，肿瘤压迫气管致使呼吸受阻。我的一个患者就因肿瘤一天天增大，气管越来越狭窄，最后窒息而亡。

当肿瘤侵入大脑时，肿瘤已经广泛转移了。肿瘤不断生长，挤压脑组织，引发癫痫、中风、功能减退，最终导致患者死亡。事实上，这是因为肿瘤对颅内组织和神经元破坏越来越大，脑损伤加重，使人失去思考和对身体的控制能力。

其他临终关怀组织

除了医院之外，还有许多机构也提供临终关怀。无论患者在哪里接受治疗，姑息治疗小组和临终关怀小组都可以为临终患者提供帮助和建议。大多数临终患者都是在医院里告别这个世界的，有的在ICU，有的在普通病房。有些患者选择在自己家里、临终关怀机构、辅助型养老院或者护理中心终老。

自宅死亡

有少数患者会放弃临终抢救，离开医院回到家里与亲人共度生命中的最后一段时光。2014 年由希拉里 · 斯旺克（Hilary Swank）、艾米 · 罗森（Emmy Rossum）和乔什 · 杜哈默尔（Josh Duhamel）主演的电影《温暖渐冻心》（*You' re Not You*）讲述的就是一个关于自宅死亡的故事。电影里的女主人公凯特曾经是一名钢琴家，后来得了肌萎缩性侧索硬化症（俗称"渐冻症"）。第一次出现症状时她正在为客人们演奏。一年半后，她不得不坐在轮椅上，生活不能自理，靠护工贝卡照顾，即使去上厕所都需要贝卡把她从床上抱起来。她的律师丈夫对她百般关心，保护过度，她闷闷不乐，觉得自己就像关在笼子里病恹恹的金丝雀一样。她不堪忍受这样的生活，企图自杀。自杀失败后，看上去吊儿郎当的护工贝卡把她带回家，她终于摆脱了原来的束缚，过上了自由自在的生活。享受了几周自由的生活后，她逐渐失去了行动和说话的能力，最终在医院靠呼吸机维持生命。她的母亲盛气凌人，平日里很少与她来往，主张她靠呼吸机一直活下去。最后凯特指定贝卡做她的受托人，贝卡签字拒绝抢救，然后把她带回家。凯特终于摆脱了呼吸机，又可以在家里接待来看望她的亲人，直至平静死去。

临终关怀中心

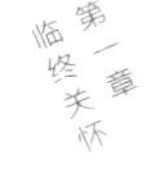

临终关怀中心设有一支由医疗专业人员和志愿者组成的团队，提供医疗和心理支持，帮助临终患者提高生活质量，获得安宁、舒适和尊严。无论是医院内或是医院外的临终关怀系统收治的都是生存时间有限（6 个月以下）的患者，临终关怀中心只接收生存期为两到三周

的患者。

一旦患者进入临终关怀系统，治疗就会以控制疼痛等症状为主要目标，尽可能地使患者感到舒适，而临终关怀机构通常还会提供支持服务，帮助家属照顾垂死的患者。

有些患者被送到临终关怀中心，在那里他们有私人房间或与其他患者共享一个房间，临终关怀团队不但在医院，还可以在患者家里或提供临终关怀的护理机构提供护理，此外，医院的姑息治疗小组也可以提供此类服务。

临终关怀的目标是帮助患者在生命的最后时光里尽量感到舒适，然后有尊严、有准备地安详辞世，而不是积极延长生命。WebMD[①]上有一篇描述临终关怀的文章，罗列了以下要素：

- 治疗目标是缓解症状，减轻疼痛，提高生活质量
- 提供每周 7 天、每天 24 小时的全天候照护
- 根据需要提供医疗用品和设备
- 为患者和患者家属提供心理支持
- 指导患者处理部分日常事务，如注销银行账户、解除租赁协议、取消订阅的出版物等等
- 提供暂托服务，以便护理人员或患者亲友有机会休息
- 提供志愿者支持，如做饭、跑腿等
- 在患者去世后抚慰其家属，为其提供心理疏导和支持

我的患者艾莉就在临终关怀中心接受护理。艾莉是一个智障患者，住在团体家屋（group home），由一个临终关怀小组提供照护。虽然艾莉已经 50 多岁了，但她的智商只相当于 5 岁的孩子，只会说些简单的句子，外出后自己找不到回家的路。她在团体家屋已经住了 2 年了，在此之前她一直由父母照顾，她父母去世后由哥哥照顾。大约 5 年前，艾莉的两个近亲分别在他们自己的生日当天去世了，不

① WebMD：美国互联网医疗健康信息服务平台。——编者

久，她的母亲也在自己生日那天去世了。有一天艾莉的哥哥突然担心下一个可能会轮到他，而他自己的生日就在两个月后，于是他把艾莉送到团体家屋与其他智障人士一起生活。

团体家屋照顾艾莉的生活，除了提供一日三餐之外，还组织锻炼、健身、游戏之夜、家庭电影之夜等各种活动。

一次艾莉染上了流感后，一直咳嗽、气喘，后来严重起来，团体家屋叫救护车把艾莉送到医院急诊，急诊科组织多学科会诊后立即将她转入ICU。她的血压很低，情况非常不妙。另外，她近几天近乎无尿，有出现肾衰的情况。她有充血性心力衰竭，心脏的泵血能力很弱，所以血液流速慢，因缺氧导致肾衰。

“看起来她的病情已经到了终末期，我们该怎么办？”治疗小组的一名医生问。

艾莉因为智障的原因没有决策能力，所以我联系了她的哥哥。此前，团体家屋已经通知她哥哥，艾莉被转到医院了。

“你有什么建议吗？”他问，“这是我们家的传统。艾莉的妈妈在自己生日那天死了，艾莉的妹妹和表妹也是在自己生日当天死的，再过两个月就是我的生日了。”他不加掩饰地描述了自己对死亡的恐惧。

“这只不过是巧合罢了，”我向他保证，“有些事看起来有一些联系，但实际上没有。”

他觉得有点道理，于是平静下来，重新把注意力集中在艾莉身上。

“我认为，‘舒适和安慰’方案是目前最人道的做法。另外，这还可以帮助她和5年前去世的妈妈团聚，妈妈就是在过生日那天去世的，现在艾莉自己的生日也快到了，还有2周左右的时间。”他说。

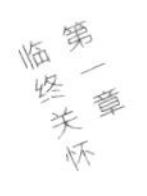

我们意见一致，决定不对艾莉抢救。我开医嘱，刚开始每小时给她滴注2毫克吗啡，然后根据她的疼痛程度增加剂量，我们没有给她上呼吸支持。然而，四五天过去了，艾莉的生命仍旧很顽强。尽管她的血压一直很低，无尿，但她还有呼吸，有时发出一些声音，这些声音可能是些大家都听不懂的话，也可能是随机发出的无意识的声音。

“我们现在该怎么办？”医生问我。我打电话给艾莉的哥哥。

“把她送回团体家屋吧，”他说，“这样，她就可以在自己的房间里安详地去世。”

“有道理。”我表示同意。

医疗小组与艾莉的哥哥商量好了，让救护车把她送回团体家屋，医疗小组还联系好了姑息治疗小组，待艾莉回到团体家屋后继续进行姑息治疗。

5 天后，我给团体家屋打电话询问艾莉的近况，接电话的护士告诉我：“她还有呼吸，我们还在给她注射吗啡。她时而清醒时而昏迷，这对兄妹提到过他们的母亲在自己生日当天去世的事，她不会真在这个周六去世吧？周六是她的生日。”

“我周六再联系你吧。”放下电话时我感觉非常怪异，这事令人十分费解，艾莉随时都有可能死去，但她一直坚持着，她已经几乎没有意识了，她怎么知道现在是几号，什么时候过生日？

周六早上我打电话问艾莉的情况，接电话的护士告诉我：“艾莉刚刚走了，我想她说了些诸如‘与妈妈在一起’之类的话。”

我挂断了电话，心中充满了疑惑，这不像只是巧合。但是我很欣慰艾莉终于平静地去世了。

辅助型养老院

辅助型养老院也称半自理养老院，是为不能独立生活的 65 岁以上的老人提供的一种住房服务。有些老人长期住在养老院，与其说他们是患者，还不如说他们是租客。辅助型养老院除了为老人们提供如厕等特殊服务之外，还组织做游戏、看电影等活动。有些养老院也接受生命所剩无几的患者。

临终患者集中住在翼楼里，工作人员 24 小时随叫随到。养老院还配有辅助呼吸设备，以及包括姑息治疗小组在内的训练有素的职员，照护老人的日常起居，提供慢性老年疾病的治疗。

护理中心

护理中心是为慢性病患者设计的，设施很像辅助型养老院和临终关怀中心，在患者生命的最后时段为其提供所需的治疗和支持。住在护理中心的患者，有些是出院后直接被送过来的，有些是其他普通养老院的慢性病患者在病情突然恶化后转过来的。按照临终关怀医疗程序，通常患者在选择了 DNR/DNI 以及“舒适和安慰”方案之后，被送到护理中心。

临终方案的决策人

一般来说，是否停止治疗、是否抢救都应由患者自己决定。无论是否在危急关头，抢救或是不抢救这类重大决策应由患者自己做主。一旦发生急症或当患者失去决策能力时，医生就可以按照之前定下的生前预嘱执行。

然而，这个决策过程可能会很复杂，因为生前预嘱可以根据患者的意愿重新修改。有时，患者做出的决定可能是迫于家人的压力。有时患者失去决策能力，那么由谁来做主，是放弃还是抢救，家属之间也会产生分歧。

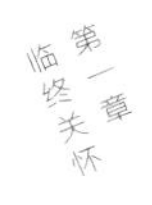

何塞的临终方案一波三折。何塞是个建筑承包商，在好几个国家做过建筑工程，赚的盆满钵满。他有个超级大的家庭，除了几个兄弟姐妹之外，他的 3 段婚姻带给他 17 个子女。

几年前何塞因重症肺炎来就诊时，我们讨论了他的生前预嘱，决定万一他出现心跳呼吸骤停，就为他做心肺复苏术，这是因为他体格

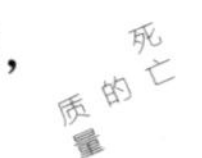

健壮，身体素质好。他周末常去酒吧打拳击，而且还是个常胜将军，决定抢救在当时对他来说是有意义的。

后来祸不单行，何塞被工地上倒下来的一棵树砸成重伤，伤还没痊愈又得了肺炎，令他雪上加霜的是后来他在跑步机上锻炼时突然中风了，被送到医院。

当何塞醒来时，看见护士正在低头看着他，但他不明白发生了什么，也记不得中风那天的事。

“我在哪儿？ 我到底是在哪儿呢？”他一遍又一遍地问。护士告诉他在医院里，他还是不停地问：“我在哪儿？你是谁？我为什么在这里？”

显然，他已丧失了决策能力，几年前的生前预嘱已经不适合现在的情况，但现在他自己无法更改生前预嘱。于是，我打电话通知了他的亲戚和孩子们，也包括他多年未见的亲戚，因为有些亲属即使是疏远了一段时间，也可能会挺身而出，积极参与决策。另外，有时患者会紧急立遗嘱，明确指定由某个人接管财务等事务。联系何塞的亲属不是一件简单的事，前妻、现任妻子，还有许多孩子，有些与他关系最密切的不住在本州，有的不在城里或出去度假了联系不到。所以我认为最好的办法是让尽可能多的亲戚知道何塞的病情，那些能来或想来医院的人就会来。

最终十几个亲属来到医院。病房里，何塞躺在床上处于半昏迷状态。会议室里，家属们聚集在一起商量临终方案。我走进去向他们解释何塞的病情，并敦促他们尽快决定临终方案。

最后，我向他们建议停止治疗，“舒适和安慰”才是最人道的方案。

不出所料，家庭成员分成两派：一派主张积极抢救，认为抢救意味着康复机会；而另一派则主张放弃抢救，让何塞少遭罪。

有一段时间，大家陷入了僵局，就像堵在隧道入口处的两列火车，一列必须退让，另一列才能通过。如果他们不能达成一致意见，医院或护理中心即使明知患者被抢救回来后几小时或几天内会死亡，也会本着救死扶伤的原则积极抢救患者，而这种有创治疗会给患者带来痛苦。

我看到他们互不退让，就重申了我的观点，最后说："那么请吧。你们所爱的人只会遭受更多的痛苦，他在去世之前，可能会一直像现在这样处于半昏迷状态。"

听了我的话后，他们终于出现了一些动静。其中一个一直主张抢救的女儿打破沉默说："我现在赞成 DNR/DNI。"另一个也说："我认为我们的父亲这一辈子过得也算值了。尽管我好几年没跟他联系了，但我想他应该不愿意受这份苦，遭这份罪。"

这样，赞成不抢救的投票人数已经达到了法定人数，他们的带头人宣布："好的，生前预嘱是 DNR/DNI。"而另一派家属则沉默不语，他们意识到自己没有更好的方案可选。我很欣慰自己又说服了一个家庭放弃抢救，从止痛的角度来说，这是首选方案，是最人道的做法。我希望所有患者都能尽早考虑生前预嘱，尽早做出选择。如果患者本人做不到，其受托人应该尽早替他决定。

临终患者被一遍遍地要求做出生前预嘱，就像未雨绸缪。如果患者或其受托人没有做出决定，我的职责就是帮助他们做出决定。本书分享的就是我在不同环境下和不同治疗程序下取得生前预嘱的病例，他们的故事千差万别。

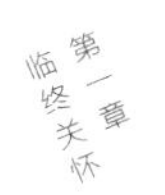

第二章

被误解的医学常识

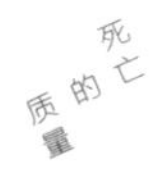

《急诊室的故事》(*ER*)和《实习医生格蕾》(*Grey's Anatomy*)等热门电视节目中医生每每妙手回春，受此影响，人们以为医生借助现代医疗技术几乎无所不能。大家往往对危重患者的生存率和康复率期望过高，他们相信只要能及时把患者送到医院，交给医生们就万事大吉了。

然而，这并非真相。危重患者发生心脏骤停的生存率或康复率非常低——通常只有 6% ~ 13%。一旦心跳停止，就意味着大脑缺氧，即使几分钟后心跳恢复，也会导致不可逆转的脑神经损伤。尽管经治疗和康复训练，大脑中未受损伤的部分仍可执行某些功能，但如果脑损伤的面积过大便无法康复。患者遭受永久性脑损伤后，就像新闻中报道的植物人一样，必须依靠医疗器械维持生命。2013 年，13 岁的加州（加利福尼亚州）女孩贾茜·麦克马思手术后不久被宣告脑死亡，医院按照程序终止治疗，但却遭到了她父母的坚决反对。尽管法院宣判贾茜已死亡，她的父母仍坚持贾茜未死，认为她只是一直昏迷而已，他们反对法院判决的理由就是贾茜有呼吸和心跳，在生理上并未死亡。后来他们只好把贾茜转往其他医疗机构继续治疗，并多次向法院申请撤销她的死亡证明。①

另一个脑死亡的病例是波比·克里斯蒂娜·布朗，她被发现倒在家中浴缸里溺水昏迷，获救后一直处于脑死亡状态，半年后撒手人寰。②

有些患者被宣布脑死亡后，家人不肯放弃，坚持治疗，一个关键原因是他们坚信患者能醒过来。一些医学奇迹给了他们希望，有些被医生判死刑的患者在昏迷几个月或几年之后突然醒过来。脑死亡患者昏迷的时间越长，苏醒的概率越低，事实上几乎为零，但希望的火苗仍在闪烁。在正常的治疗程序下，如果脑死亡患者的生前预嘱书中选择了 DNR/DNI，该患者就可以自然死亡。如果脑死亡患者尚未完全丧失知觉，他们通常会经受巨大的痛苦，患者本人通常不会希望自己这样活着。这样的生命对患者来说毫无意义可言，而且加重了家属的经济负担。

我们写此书的目的之一是帮助读者了解实际治疗情况，理解医生的局限性和压力，提醒患者及其亲友切忌想当然。这样，家属才可能了解危重患者承受的痛苦，了解医生对临终患者的评估以及为减轻患者痛苦而做的努力。只有了解这些，家属才会对治疗效果抱有合理的期望。

我们还会在本书中分享一些医学知识，以澄清患者及其亲友对脑死亡的许多误解，有时他们误以为患者会康复，而实际上却无药可治。此外，我们还会讨论可供临终患者选择的各种治疗方案。总体来说，临终关怀医生不是奇迹创造者，患者的病情和病史等许多因素都影响预后。例如，在抢救过程中，医生们要与时间赛跑，这个时间是指从患者出现症状到心脏骤停的时长，也指心脏骤停的时长（心脏停

① 乔什·哈夫纳（Josh Hafner）:《家属公布新照片，两年多前被宣布死亡的贾茜·麦克马思目前“健康”》，载《今日美国》2016 年3 月21 日，http://www.usatoday.com/story/news/nation-now/2016/03/21/jahi-mcmath-pronounced-dead-years-ago- healthy-new-photo-claims/82082798/。

② 费斯·卡利米（Faith Karimi）、杰森·汉娜（Jason Hanna）:《波比·克里斯蒂娜死亡原因：吸毒后溺水昏迷》，美国有线电视新闻网2016 年3 月4 日，http://www.cnn.com/2016/03/04/ us/bobbi-kristina-autopsy-unsealed。

止射血和血流停止之间的时间）。一旦心脏停止跳动，血液即停止向大脑输送氧气，数分钟之内身体就停止运转，通常心脏骤停 12 分钟之后，患者就没救了。幸存的患者通常会伴有一些脑损伤，其康复程度受年龄、性别及身体素质等因素影响。

临终评估依据

医生做出临终诊断的依据很多，但主要有两类。

一类依据是慢性病，如癌症、肺气肿、阿尔茨海默病和肌萎缩性侧索硬化症等。慢性病患者的身体机能和脑部功能逐日退化，病程可能长达数月或数年。当疾病明显进展到终末期时，患者不仅应安排后事，处理遗产分配等事务，而且要做生前预嘱。如果没有 DNR/DNI 指令，医务人员就会积极抢救患者，而这样做会给患者带来不必要的痛苦。故此，通常医生会建议患者在自己仍具决策能力时做出生前预嘱，决定是否抢救。本书中讲述的临终患者中，有的自己下不了决心；有的与亲人意见有分歧，无法决定自己的死亡方式；有的患者亲属之间就患者是否有决策能力发生激烈的争执。

另一类依据是突发重创、急创，如严重的事故、急病或暴力伤害。往往急创患者被送到医院时就快不行了，他们丧失了决策能力，无法自己决定是否要抢救。问题是患者奄奄一息，时间紧迫，谁应该负责做些什么来减少患者临终时的痛苦呢？

医院医生的支持

无论评估患者即将死亡的依据是什么，医护人员都会在第一时间给患者最好的治疗。我们医院医生是医护人员与患者亲友之间的桥梁，我们也参与具体治疗，比如做手术、下医嘱等。

我们的职责还包括告知患者预后、商量临终计划及督促患者签署生前预嘱。如果他们选择 DNR/DNI，那么在其濒死之时，医生就不会采取积极的治疗手段来维持其生命体征。

普通患者或其家属不了解生前预嘱书上的 DNR/DNI 选项，也不知道临终关怀医生建议他们选择的 DNR/DNI，这可能主要与整个社会回避死亡的态度有关。媒体关注的焦点是生命力，不是死亡。媒体报道的死亡往往与悲剧事故、暴力犯罪或欺凌联系在一起，关注的焦点放在对凶手的惩罚或对受害者的伤害上。在大众的眼中，死亡是可怕的，是血淋淋的，所以人们倾向于掩饰死亡，而不是承认死亡。医生建议患者或其家属放弃抢救，很多人对此感到难以接受，但 DNR/DNI 方案富有同情心，是临终关怀的重要组成部分。了解这个背景可以帮助读者理解为什么我总是建议 DNR/DNI，却又屡屡碰壁。

对临终患者来说，抢救意味着推迟不可避免的死亡，继续没有质量的生活。相反，DNR/DNI 的目标是让患者自然死亡，少受痛苦。简而言之，推荐 DNR/DNI 的目的是避免人为延长患者的痛苦。

需要澄清的医学常识

除了 DNR/DNI 之外，大家对一些医学常识还存在误解和困惑。澄清这些误解是非常必要的，这些信息可以帮助处于生命至暗时刻的临终患者及其亲友。

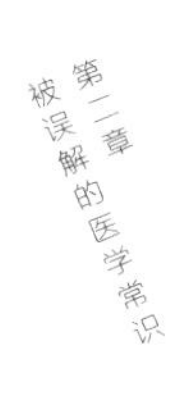

鉴于此，我在讲述患者的故事时，会插入一些最常见的误解，还会介绍相关医学知识和经验，帮助读者掌握一些基本的医疗常识。例如，不少人对突发心脏骤停存在很多误解，他们在电视等媒体上得知，医生们往往能使心脏骤停患者起死回生，恢复健康，但现实远非如此。另一个常见的错误是将心脏骤停与急性心肌梗死混为一谈。区

分这两种病非常必要，其病因及治疗方案完全不同。在讲述我的患者的故事之前，我想先讨论一下心脏骤停的发病过程，告诉读者医生能做到什么，做不到什么。

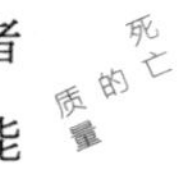

什么是心脏骤停

大家经常在电影或电视节目中看到这样的场面：急救医生推着轮床上的患者一路飞奔冲进医院大厅。他们一边跑一边喊话，让大家为患者让出一条路来。无论是重病、事故、中枪或是其他什么原因导致的心脏骤停，患者的确命悬一线。

很多人分不清心肌梗死与心脏骤停。心肌梗死是因冠状动脉被阻塞阻断血液供应，心肌缺血缺氧而坏死。心肌梗死如不及时处理，会出现危重后果，严重者可能会导致心脏骤停，引起患者猝死。心脏停止泵血就称为心脏骤停。有时冠状动脉堵塞可能导致心脏停搏几秒钟，造成瞬间心律不齐；有时冠状动脉完全堵塞，心脏停搏的时间较长。

了解了心肌梗死与心脏骤停之间的区别即可明白许多心肌梗死的人能够“幸存”下来的原因，事实上，他们一开始就没有死亡。心肌梗死的常见症状包括胸闷、胸痛，大多伴有功能良好的心肌和泵血功能，而发生心脏骤停时患者则已经不省人事，很快就会死亡，需要别人马上为他进行心肺复苏。这时，急诊医生，甚至只是一个会做心肺复苏的路人，如果反应足够快，及时刺激心脏再次跳动，患者就会被从死亡线上拉回来。但从技术的角度看，真正的心脏骤停发生时，患者已经死亡——至少是暂时死亡，因为患者的心脏停止泵血，血液循环中止，这需要用高级急诊医疗手段刺激心脏重新跳动。心脏骤停患者的生存率比心肌梗死患者的生存率低得多。心肌梗死患者的生存率是 79% ~ 89%，这取决于患者被送到医院的时间。[①] 而据全球统计数据，心脏骤停患者的生存率约为 10%。[②]

有的患者因受溺水、意外事故或枪伤等急性创伤而缺氧，引发心脏骤停。我并不参与这类患者的治疗，除非他们在死亡边缘被抢救了回来需要进一步治疗才被送到我这里。我的患者大多已于发生心脏骤停前几天或前几周就在医院里接受临终治疗了。

心脏骤停的常见病因

鉴于很多人不了解引发心脏骤停的病因，也不清楚心脏骤停和急性心肌梗死之间的区别，我想对此做一番解释。

在心肌梗死病例中，血栓的形成通常要经过许多年，这些可能导致完全性或不完全性的急性动脉闭塞是由稳定和不稳定性的斑块引起的。斑块是在心脏或冠状动脉壁的内壁沉积的浆状物质，不稳定斑块从动脉壁破裂或脱落，阻塞血液的流动，流入心肌壁的血液减少，最终导致心肌梗死发作。

当血液中的气泡进入心脏和肺部时就会发生栓塞，导致急性心肌梗死或心脏骤停。更为常见的病因是血凝块进入肺循环，这些血凝块通常是在腿部形成的，比如我们坐飞机时在狭小的空间里坐得太久，下肢长时间不活动，就可能造成下肢静脉血流回流不畅，引发血栓的形成，突然活动后，血栓就会从下肢流到人的右心房、右心室，然后再到肺动脉形成肺栓塞，导致心脏骤停。

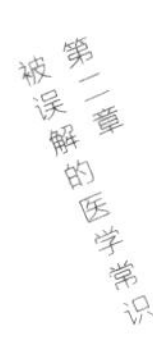

心脏骤停的诱因有很多，其中以心肌梗死最为常见。患者突发心肌梗死后没有得到及时治疗，心脏不能恢复有效血液循环时会引发心

① 大卫·麦克纳米（David McNamee）:《就诊时间影响心脏病患者生存率》，载《今日医学新闻》2014 年 7 月 30 日，http://www.medicalnewstoday.com/articles/280292.php。

② 《心脏骤停：医保危机》，载心脏骤停基金会网站，http://www.sca-aware.org/about-sca。

脏骤停。在这种情况下，心肌缺氧，心脏的传导系统（其作用就像一个水泵）中断，心跳停止。心脏停止搏动后，血压骤降，患者丧失神志，若得不到及时救治，就会在数分钟之内出现不可逆的脑损伤。

健康或者看起来很健康的人也会发生心肌梗死。突然之间，他们就表现出心肌梗死的典型症状——心前区绞痛，患者常用手捂住胸口，有一种濒死感。这个时期还没有发生心脏骤停，因为心脏还在跳动。但是，如果不能迅速采取措施，比如恢复冠状动脉血流，就会导致心脏骤停。即使患者被发现时仍有意识，但几秒钟后就会出现意识丧失。更有可能的是患者已经因疼痛或低血压而昏倒。

以下是心肌梗死发作的诱因。过度劳累是心肌梗死最常见的诱因。过度劳累会使心肌耗氧量增加，导致心绞痛发作，继而引起心肌梗死。身体健康的人从事过于剧烈的活动，会对心脏造成压力，导致心脏搏动异常。情绪大幅波动也会诱发心肌梗死，例如，受到重大打击或极度哀伤，导致心脏负荷过重，这通常被称为“心碎综合征”。不良生活习惯也是诱发心肌梗死的主要因素之一，如酗酒造成的酒精中毒会损害心脏的泵血功能。高胆固醇和高血压不仅会引发心肌梗死，还会引发脑中风。血液中胆固醇的含量过多，令动脉管壁增厚、硬化，失去弹性，管腔狭小，动脉狭窄限制了血液的流动，造成心肌缺血。①

有心脏病史的患者也可能会突发心肌梗死。一次发作，通常更容易再次发作，而再次发作时，患者的生存能力和康复能力就会下降，这就像护城河的城墙不断受到河流侵蚀一样，最终河水会冲破城墙，淹死城堡里面的人。

不管是什么病因引发的心肌梗死，患者都有一系列临床表现：压榨性胸痛、呼吸困难、出汗、恶心或呕吐等，还可能会突然脸色苍白、烦躁不安、恐惧出汗，感觉自己快要死了。

---

① 《心脏病与降低胆固醇》，载WebMD网，http://www.webmd.com/heart-disease/guide/heart-disease-lower-cholesterol-risk。

当患者表现出上述任何一个症状时，快速救治非常关键。

我经常会提醒患者尤其是出院患者及其家人要警惕上述症状。举个例子，癌症患者刚从鬼门关被拽回来后，进入缓解阶段，或急创患者脱险之后，病情平稳。虽然他们逃过一劫，但往往有很大的复发风险，因此更应该有预防意识。我的职责之一就是提醒患者及其家人有复发的可能性以及复发症状，这样万一患者发病，就可以及时得到救治，或许可以捡回一条命。

心脏骤停患者的生存率

尽管医生借助各种先进的医疗手段积极抢救，但是心脏骤停患者的生存率非常低。电视节目和新闻常常报道一些医学奇迹，患者被成功地从死亡线上拉回来，这些片面的报道令普通大众对心脏骤停患者的生还概率产生误解。

心脏停止跳动后，大脑缺氧，脑细胞死亡，造成不同程度的脑损伤。神经细胞是全身对缺氧最为敏感的组织，因此在心脏骤停中遭受的损伤最大。事实上，心脏骤停后被成功救回来的患者很少，最近新闻报道的几个悲剧事件就是很好的例子。

贾茜·麦克马思和波比·克里斯蒂娜·布朗的病例说明，因心脏骤停导致脑死亡的患者身体功能还在运转，然而大脑功能的丧失几乎是不可逆的。

最近的一些数据显示，全球心脏骤停患者的生存率很低。例如，2012 年全美国有 7 万名患者在医院外发生心脏骤停，其中只有 8% 的患者得到救治后成功出院。这虽比 2005 年 6% 的数据略有上

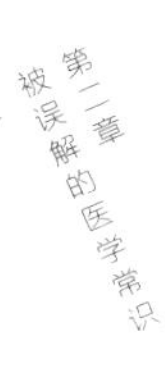

升，但其生存率仍然很低。[①] 数据还显示各州之间、不同城市之间的生存率存在一定的差异，某些地区（如西雅图）的生存率会稍高一些。在 24 年间接受治疗的 1.2 万名西雅图患者中，生存率和出院率为 16%。[②] 但即使这样，其生存率也很低。总的来说，这些数据表明心脏骤停意味着凶多吉少。从大脑缺氧到功能丧失之间只有短短的大约 3 分钟，而大脑丧失功能就会导致脑死亡。

我通常会向患者及其家属解释心肌梗死和心脏骤停的诱因及生存率，虽然患者本人失去了重新再来的机会，但其家属可以吸取前车之鉴，改变不良生活习惯，以减少发生心肌梗死或心脏骤停的机会。

导致心脏骤停的诱因有很多，除高龄以外，脑中风、癌症、老年痴呆症、心脏病、高血压、糖尿病、终末期肾病、既往充血性心力衰竭等疾病也可导致不可逆的心肌细胞或组织死亡。此外，男性比女性更容易发生心脏骤停，这可能是因为男性在工作中承受的压力更大，导致血压升高，加重心脏负荷。

生存率也因患者年龄、健康状况及是否有上述既往病史而存在差异。尽管不同人群之间的差异很小，但在相同的情况下，身体素质更好、更年轻的患者生存率更高，女性也较男性的生存率更高。有些疾病如脓毒血症和败血症，是致病菌侵入血循环并在血中生长繁殖，产生毒素而发生的急性全身性感染，也会降低患者的生存概率。

虽然心脏骤停患者中有心脏病史的占大多数，但大约有 1/3 的心脏骤停患者是由非心脏问题引起的。其中最常见的因素有：严重受伤，大出血，中毒，溺水，以及由吸烟、长期卧床或久坐不动、服用某些药物、遗传和恶性肿瘤引起的肺栓塞。

---

① 医学博士阿里·S. 拉贾（Ali S. Raja）:《好消息——心脏骤停，路人急救能起大作用》，载NEJM医学前沿网，2014 年12 月4 日，http://www.jwatch.org/na36298/2014/12/04/survival-out-hospital-cardiac-arrest-good-news。

② 《金县的心脏骤停生存率为全球最高》，载《公共卫生新闻》，西雅图和金县，2014 年5 月19 日，http://www.kingcounty.gov/depts/health/news/2014/May/19-cardiac-survival.aspx。

医院内突发的心脏骤停

大多数心脏骤停发生在患者被送到医院之前，如突发重病、遭受重大事故或暴力犯罪的急创和重创患者，而有些心脏骤停则发生在患者被送到医院之后。有时我不得不向患者及其家属解释两个常见诱因：一个是患者久坐久躺或者外伤，引起腿部深静脉血栓，血栓脱落，经血液循环，流入肺循环，引起肺动脉栓塞，导致心衰猝死；另一个是患者心肌缺氧。例如，心理压力过大导致的心脏骤停。具体点说就是心理压力会让人体的分泌改变，导致儿茶酚胺类物质增加，从而引起血管收缩、心跳加快、心脏负荷增大等，导致心肌缺血缺氧猝死。

抢救措施及效果

每当患者突发心脏骤停或其他危及生命的病情时，我总是告知他们及其家属不同的抢救措施。我告诉他们抢救普通患者与抢救临终患者的区别：普通患者经抢救后恢复健康，过着有质量的生活；但临终患者被抢救过来后，可能意味着要继续忍受病痛，生活质量很差。解释这些差异至关重要，因为人们通常以为抢救成功意味着完全康复。但是使一个健康的人起死回生和使一个躺在医院里濒临死亡的患者起死回生是完全不同的。虽然抢救措施是一样的，但结果差异很大。一个健康人溺水昏迷被成功救回后，生活不受影响；而临终患者经抢救后恢复意识，但却无法恢复健康，很可能只是拉长了充满痛苦的死亡过程。

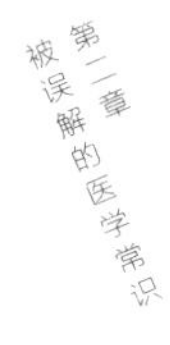

抢救的常用措施是“心肺复苏”（CPR），会做心肺复苏的人都能实施抢救。在人口密集的公共场所广泛设有“自动体外除颤器”（AED），人人都有权使用，AED 大大节省了抢救时间。除颤器、胸外心脏按压联合人工呼吸，帮助患者恢复心跳。

其他抢救措施还有为主要器官紧急供氧、使用自动气道管理系统（如气管插管）等，这些需要更先进的医疗设备，需要训练有素的医务人员操作。

然而，我要特别指出，与电影和电视剧中上演的那些抢救措施每每成功相反，这些技术的帮助程度有限。根据对北美 10 个地区的研究，心肺复苏术通常可以将生存率从 3% 提高到 16%，而使用电动除颤可以将特定人群的生存率从 8% 提高到 40%。[①] 即使急救人员赶到现场，最初在医院外成功复苏的患者也只有 33%。即便如此，这些患者中只有大约 10% 的人最终出院，其中许多患者神经受损，造成了不可逆转的脑损伤。[②] 我觉得这些信息对于患者及其家人在选择 DNR/DNI 时有帮助，这样他们就不会对抢救后奇迹般的康复抱有不切实际的期望。如果他们知道被救活后，大脑只剩下一小部分功能，不得不继续忍受痛苦直至死亡，有些患者可能就会拒绝被抢救。

此外，影响患者生存率和康复率的最关键因素是救治速度。不管患者的健康状况、年龄、性别或其他影响生存和降低脑损伤风险的因素如何，是否及时接受心肺复苏术在生存率和康复率上都有很大差异。

无论是心肺复苏或是电动除颤，及时救治至关重要，它不仅决定患者是否能被救回来，还决定患者“缺氧脑病”（缺氧导致脑损伤）的程度。许多研究表明，心脏骤停的时间越长，脑损伤的可能性越大，生存的可能性就越低。因此，即使患者恢复了心跳，如果抢救时间过长，脑损伤会一分一秒地增加，而生存的机会也会一分一秒地减少。

我举一个例子来说明患者经心肺复苏术或除颤后，大脑可能受

① 心肺复苏中心:《早期心脏除颤计划》，载心肺复苏中心网，http://www.resuscitationcentral.com/defibrillation/early-defibrilla- tion-sca-chain-of-survival/。

② 彼得·米尼（Peter Meaney）等:《心肺复苏质量：旨在提高院内外心肺复苏成功率》，载《循环》2014 年7 月13 日，http://circ.ahajournals.org/content/128/4/417。

到的损伤。某个人在购物中心、超市或餐馆等公共场所突发心脏骤停后倒在地上，在最初的两三分钟内——这是大脑开始缺氧的关键时间——在没有抢救的情况下，生存率每分钟下降 10%。在 12 分钟内没有得到救治，生存率只有 2% ~ 5%。医生经常引用这样的数据：在 12 分钟内没有接受心肺复苏的患者死亡率是 98% ~ 99%。即使患者足够幸运活了下来，每拖延一分钟神经功能损伤都会加剧。

患者突发心脏骤停被人发现时，通常急救系统会迅速启动，救护车或消防队的急救队可能会立即赶来。这样患者可能有良好的生存机会，脑损伤程度也会降低，尤其是那些在急救医生到来之前已经有目击者使用 AED 除颤的患者。但这些幸运儿康复之后并非无后顾之忧，当他们过度劳累、精神紧张或焦虑时心脏病还会发作。相比之下，有些心脏骤停患者没有得到及时救治，被发现时就已死亡。这些在医院外突发心脏骤停的患者与住院患者发生的心脏骤停存在差异。住院患者通常有慢性疾病，其中一些可能非常严重，例如既往心脏病或癌症，他们已经濒临死亡，抢救无济于事。

患者及其家属可能认为住院患者有近水楼台先得月的优势，一旦心脏骤停，被救回的机会很大。因为医院设备先进、齐全，专业医务人员训练有素、反应迅速，患者能得到快速的救治。然而，事实并非如此，尽管医院通常都具备上述条件，但问题是，住院患者要么已经处于临终状态，要么有严重的衰竭性疾病，心脏骤停就像压垮骆驼的最后一根稻草，一旦发作，生命的旅程就会抵达终点。

在现实生活中，疗效高、作用快且普遍成功的心肺复苏只发生在专门的心脏病实验室中，患者在受控的情况下，故意造成心律失常，然后医护人员用 AED 在几秒钟内消除心律失常，使心跳恢复正常。但在临床上，心肺复苏往往无法确保患者幸存，也无法避免脑损伤，仅仅是因为做出诊断与投入抢救之间的时间间隔非常短暂。

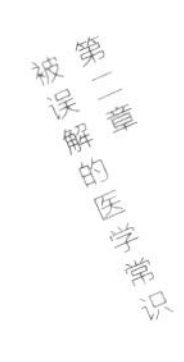

假设患者正在使用监护设备，显示屏上显示心跳或呼吸已经停止，医疗团队至少需要 2 ~ 3 分钟才能做出反应，有效地执行心肺复

苏。即使医生一路冲进病房，仍然需要将几分钟宝贵的时间花在设置心肺复苏或除颤设备上。一旦这一套抢救程序起了作用，可能还需要 1 ~ 2 分钟后患者才能恢复呼吸（如果有可能的话）。如前所述，每一分钟的耽搁都会降低生存率，增加脑损伤的概率。换句话说，快速反应至关重要。

如果患者不是已经躺在抢救台上，耽搁的时间则会更长。即使医护人员发现患者昏迷后第一时间启动急救系统，召唤急救医生，抢救开始的时间距患者发生心脏骤停的时间至少已有 5 ~ 10 分钟。毕竟，黄金抢救时间是从心脏骤停开始计算的，而不是从患者被发现心脏骤停时开始计算。

这就是为什么生存率只有 6% ~ 15% 的缘故。有一个大型研究对 435 家医院内经标准心肺复苏或除颤抢救过来的心脏骤停患者做了调查，结论是 50% 的患者经抢救后心跳恢复，最终却只有 15% 的患者康复出院。[①] 其部分原因是患者入院时病情比较危重，大部分原因则是患者未能完全康复。延误抢救时间才是导致生命流逝的主要原因。

① Z.D. 戈德伯格（Z. D. Goldberger）等：《观察性研究：心肺复苏时长对院内经心肺复苏抢救后的心脏骤停患者生存率的影响》，载《柳叶刀》杂志380，第9852号（2012年10月27日）：1473－81，http://www.ncbi.nlm.nih.gov/pubmed/ 22958912。

第三章

静待死亡

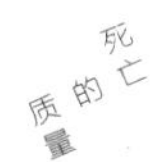

美国著名精神科专家伊丽莎白·库伯勒·罗斯提出了生死教育理论，把临终患者的心理活动分为五个发展阶段：否认期、愤怒期、磋商期、沮丧期和接受期。然而有些患者直接跳到最后一个阶段——接受期。他们能够理解死亡是不可抗拒的自然规律，能够正视现实，平静地接受死亡。随着身体日渐憔悴，精神日益萎靡，他们明白人终究逃不过一死，他们不像其他患者那样震惊、否认、愤怒、讨价还价、试探，或者抑郁，而是已经准备好，或者说正在准备告别这个世界。他们会在所剩无几的日子里，尽可能地安排好后事，而他们的家人会尊重他们的意愿。在这种情况下，过激行为相对较少，每个人都能坦然面对这个离别的过程。

格特鲁德就是一位这样的患者。她是一个友善、坚忍的女人。她生长于德国，20 岁出头时移民到美国，直到现在仍然操着一口浓重的德国口音。她经营着一家小店，做事很有计划，无论是管理还是财务都做得井井有条，颇为成功。当年她风华正茂的时候，身体可是健壮得很，就是那种喜欢吃大鱼大肉、土豆和糕点的典型的德国胖女人。但是现在她骨瘦如柴，因为癌症夺去了她旺盛的食欲，令她日渐消瘦。尽管如此，她第一次来到医院时，仍旧充满活力，目光坚毅。

我们的第一次见面是在病房，我走过去坐在她的床边，她的女儿和两个儿子也坐在边上。格特鲁德对我说："医生，我可不想隐瞒什么。我一直过得挺好，但是我知道这一切很快就要结束了。我跟家里人都交代过了，我知道自己该做什么，我总是知道自己该做什么，所以才能把店经营得不赖。现在我和我的家人商量好了治疗方案。”

我拿出本子记下她的要求，很难想象她在这几年里，癌细胞逐渐扩散，身体日渐衰弱，好强的性格却一点没变，她仍旧试图掌控一切。她希望像曾经掌控自己的生活一样掌控自己的死亡。她继续说道：“我已经决定了，没有必要撑下去时，我就安安静静地走。我的儿女们非常清楚这一点。他们知道我不要被抢救。我只要求你把我身上的那些管子呀，线呀统统撤掉，一个不留，让我能清清爽爽地走就行了。”

我见她虽然经受癌痛的折磨，但还能自由活动，便只给她开了一些止痛药，对照顾她的孩子们说：“你们的妈妈现在可以跟你们一起回家了。”然后我关照格特鲁德：“如果你感到活动不灵便，或者疼得厉害，就回到医院来，我们会照顾你的。”她和家人点头同意。

几个星期后，格特鲁德被送回了医院。在我的办公室里，她、她的女儿和两个儿子坐在我对面。女儿告诉我她的母亲得了几次小中风，抬不起胳膊，说话也含糊不清。于是我问了格特鲁德几个常识性问题，大多数人不假思索就答得出来。我问她：“今天是几号？谁是总统？”她思考了将近 15 秒才给出答案，尽管回答正确，但 15 秒显然太长了，这说明她的反应明显迟缓。于是我告诉格特鲁德：“我建议你做颈动脉手术防止再次中风。你这种情况很可能再次中风，如果血栓脱落后随着血液进入脑动脉，引起血流阻塞，必然会造成大面积脑损伤。不手术的话，风险太高了，如果做了手术，就可以多活几年。”“有道理。”“对的。”格特鲁德和她的孩子们同意做手术。

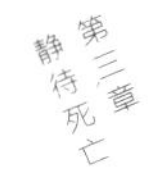

“手术有风险。”我反复强调，想确保他们知道这个手术有可能会失败，尤其是对格特鲁德这样高龄、身体非常虚弱的患者来说，手术风险很高。“但不手术就还会中风，而且一次比一次严重。”我解释道。

格特鲁德和她的儿女们表示他们完全知晓手术的风险。第二天，格特鲁德被推进了手术室，血管外科医生主刀，另一位医生和两名护士在旁协助。这类手术常规采用全身麻醉而非局部麻醉，以使患者处于完全放松的、无意识的最佳状态。

起初，手术进行得很顺利。之前堵塞血管的血栓被疏通后，血液流动更畅通了。但糟糕的是，格特鲁德在手术过程中发生了中风！当她从麻药中慢慢醒来时，我发现她突然变得肌肉无力。当她更清醒一点时，对语言的理解力和周围环境的判断力表现出明显障碍。这些都是中风的征兆。

格特鲁德显然已经丧失了决策能力，她自己无法选择治疗方案。于是，我向她的儿女们描述了术中发生中风的情况，商量下一步该怎么办。我告诉他们："非常不幸，格特鲁德在手术过程中发生了重度脑中风，影响了她的语言能力和理解能力，她无法再像以前那样与人交流。但是，术前她的病情已经在恶化了，中风只是时间问题。"

"我们理解，"她的女儿说，"至少手术给了我们一线希望。现在除了按照她自己的意愿，让她在最后的日子里尽量过得舒服些，其他也没什么办法了。"

她的家人能理解手术的风险，没有怪罪医生们，这令我感到很欣慰。医生尽最大的努力根据现行治疗标准提供最佳的治疗。患者的病情、遗传因素、求生意愿以及疾病的摧残程度都影响手术效果。

手术后，格特鲁德立即被送进ICU进行术后护理。当她的家人来探望的时候，尽管她的身上插着管子，她还是费力地起身迎接她的儿女们。她的儿女们对她致以日常的问候，比如"你好吗，妈妈?""你没事就太好了"等 。尽管她无法回答，但她微弱的笑容让所有人知道她还能听到他们的问候，仍旧认得出家人。

后来，她的儿女们每天都来医院探望她，他们的交流就这样进行着——家人表示关心，格特鲁德用微笑回应。虽然她无法说出自己的感受，但从她苍白的微笑中可以看出，家人的探访让她感觉自己与深爱的家人仍旧保持着联系，这给她带去一丝安慰。

几天后，格特鲁德的手术伤口愈合了，管子被撤掉了。于是我们把她从 ICU 转到普通病房。她和另一名患者共用一个用帘子围起来的空间。白天护士们把她安顿在休息室，让她与其他患者待在一起。她们协助她上厕所，给她端饭。我每天过来查房两次，检查她的身体状况，查看她的反应和心跳，开止痛药帮她缓解疼痛。

不幸的是，格特鲁德的病情并没有明显的改善迹象，其总体情况仍旧很差。她长时间地躺在床上，或者坐在床上和休息室的椅子上，失神地望着某处发呆。她有种久久不散的哀伤，好像知道自己没有好起来的希望了。除非我、她的家人或护士过来跟她说话，她不搭理任何人。只有当她的家人来探望时，她还勉强地笑笑，点点头，用这些动作表示她知道亲人们来看望她了，好像她明白这些短暂的探望是为了给她支持，让她开心。

有一次她的儿女们来探视，我们站在休息室外的走廊上，我问他们接下来有什么治疗打算。他们走到走廊尽头去商量，几分钟后他们回来了。像以前一样，女儿代表全家发言："我们讨论过了，全家人都尊重妈妈的意愿，现在这种情况，还是采取保守治疗吧。"

我立刻表示这是最好的方案。显然，我们都想让格特鲁德早点结束病痛的折磨。格特鲁德的家人在几个月前与她的交谈中感到他们的妈妈也希望如此。这样，格特鲁德会顺其自然地离世。她的儿女们曾经很犹豫，甚至认真考虑过让我开些致命剂量的止痛药或安眠药来帮助他们的母亲结束这漫长的折磨。

像格特鲁德这种情况，如果有人把安乐死的药放在她的床头柜上，建议她如果她愿意的话就可以吃下去，以便使她能安详地逝去，这看起来就像是在协助自杀。"协助自杀"的定义在法律上仍然是一个灰色地带。从技术上和法律上讲，把药物放在她伸手可及之处可能被认定为协助自杀，也可能不被认定为协助自杀，毕竟没有人主动给她服用药物。此外还需要考量另一个更为复杂的因素：格特鲁德可能已经丧失了判断和决策能力，她可能仅仅是出于本能按照我和她家人的指令机械地服下药物。

另外还存在一种很容易被忽略的可能性，那就是格特鲁德可能会好转，恢复认知能力，没有即刻死亡的风险。如果是这样的话，即使她不受疼痛折磨，也会因为身体功能受限而处于一种长期的痛苦状态，她仍然能够感受到因丧失行动能力和表达能力而带来的精神折磨。

在等待最后一刻到来的时候，我们仍然犹豫不决，不确定该怎么做。这时，一个护理护士团队发挥了她们的专业作用。她们的任务是专门根据患者的受限情况来规划患者出院后的去向。护士们帮助格特鲁德一家安排了家庭护士护理小组，她们全天候轮班照顾格特鲁德，每人 8 个小时。家庭护士提供的护理服务同医院里的一样，她们帮助她从床上坐起来或在客厅里休息。但好处是格特鲁德可以待在家里。待在熟悉的环境里，这对她来说是有利的。此外在经济上，她的家庭也不必支付更为昂贵的医院护理开支。于是，我和她的儿女们约见了将在格特鲁德回家后为她提供护理服务的家庭护士。

协调护士团队工作也是我的职责之一，我必须确保她们能提供患者家属要求的护理服务，而且在照顾患者时尽可能地保持积极乐观的情绪，提供人道的护理。我这样向格特鲁德的家人解释："护士们会在你们的妈妈家里照顾她，使她在最后的日子里尽可能地平静和舒适。但她们不会做任何延长她的生命或加速她的死亡的事情。这个安排与格特鲁德的意愿是吻合的。"

格特鲁德的儿女们一致认为，这种家庭护理最好不过，因为它打消了安乐死的想法。安乐死显然不是顺其自然的结果，因而可能被视为"协助自杀"。同时，家庭护理会使家人安心，因为格特鲁德的愿望得到了尊重，她将在没有任何积极干预的情况下平静地离世。她曾明确表示，不要用输营养液或吸氧等方法来维持生命，而且我们当时都同意了她的要求。

从那之后，格特鲁德在这种勉强维持着生命但又没有死亡的状态中徘徊了好几个星期，我和她的儿女们都很欣慰地看到她过得轻松，没有痛苦。她白天基本都在睡觉，醒着时，多数时间都是眼睛直盯盯地看着前方。她有时坐在床上，有时坐在客厅的沙发上。当护士给她端水或果汁，给她换成人纸尿裤时，她轻轻地嘟哝一声表示同意，此外就不再说话了。她的儿女们经常来看望她，他们握着她的手，亲吻她的额头，表示他们在陪着她。这时，格特鲁德会露出开心的笑容，仿佛在告诉我们她内心平静，感谢她的儿女们持续的支持。

几星期后，格特鲁德陷入昏迷状态。她的病情迅速恶化，临床指标显示她的多个器官衰竭。尽管处于昏迷状态，她对周围环境的感知并未完全丧失。虽然她在这种状态下感到疼痛的可能性很小，但是为了确保她不会感到疼痛，我还是给她开了低剂量的吗啡，护士们接上了输液器，给她静脉注射吗啡，切断向其大脑传递疼痛的信号。然后，我告诉她的儿女们，她已经没有用药的指征和好转的希望了，在他们的同意下，我提供了“舒适和安慰”方案，帮助她平安离世。

我们坐在格特鲁德的床边，护士们正在准备注射吗啡，我向她的儿女们解释道：“吗啡的作用是镇静和止痛。尽管你们的妈妈处于半昏迷状态，给她注射吗啡是为了确保切断痛觉，不让她遭受任何不适或痛苦。”

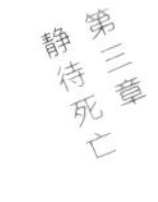

护士们挂好点滴后退下了，格特鲁德似乎在安静地睡觉。我继续解释道：“吗啡可以使患者的容貌看起来非常平静、安详。正如现在这样，你们看不出你们的妈妈有任何痛苦。如果稍后护士们发现她肌肉收紧，或者喊叫，就表明她感到紧张或不适，她们就会增加吗啡的剂量，还会根据需要给她服用强力镇静剂，比如劳拉西泮，要么注射，要么放在舌头下面。如果她的呼吸发出呼噜声或者口腔积聚大量的唾液，护士会给她用一种叫作硫酸莨菪碱的舌下含片，它能使口腔内的分泌物干燥，使她在离世时更平静、舒适。这个过程也可以减少陪护家属的压力。”

听了这番解释，格特鲁德的儿女们看上去都很平静，安静地等待着即将到来的结局。对于像格特鲁德这样希望平静地自然离世的患者，我通常给出上述护理方案，让生命顺其自然地结束。尤其对于那些提出 DNR/DNI，不想采取积极的干预措施延长生命的患者来说，这种方案在整个临终阶段和死亡过程中对患者及其家属都更具人性化。

第四章

孤独求生

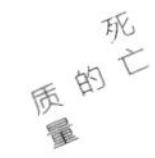

有些患者即将离世的消息引起亲朋好友的悲痛，纷纷向他们表示关怀和爱，这样他们更容易接受生命的终结。

然而对于另一些临终患者来说，人生的最后阶段是非常孤独的。事实上，这份孤独及对孤独的恐惧会导致他们拒绝承认末日的降临。所以他们否认病情的发展，而这些否认则会使他们变得更加孤独无助。

维克多的情况就是这样，他 20 多岁，拉美裔，来自波多黎各，讲一口西班牙味的英语。他住在一套政府为低收入者提供的住房里，但那套住房并不是他独自享用的，而是与一对柬埔寨母女共用。那位母亲是一个妓女，她和女儿都故意躲着维克多。虽然与她们同住在一个屋檐下，但维克多已经很多年没见过这对母女了。维克多跟女友分手后，与一群同性恋生活在一起，过着逍遥自在、醉生梦死的生活，这种生活方式导致了他与社会的隔绝。

维克多在一家股票经纪公司做培训生，结识的人非常有限。在商界，人际关系建立在个人的成功之上。随着个人财产的不断攀升，他们会迫不及待地把过去的同事推到一边去，去结交那些跟他们一样成功或比他们更成功的人。

因此，维克多无论是在工作中还是在个人生活中，社交圈都很小。他患上艾滋病后，就更加孤独了。他的病情比较复杂，因为他还染上了肝炎。性接触或吸毒者共用的针头通常也是传播肝炎的媒介。他在当地诊所就诊的时候被诊断为艾滋病患者，因为他的胳膊和腿上出现了一些来历不明的青紫色斑块，这些是卡波西氏肉瘤的症状。卡波西氏肉瘤是一种由新型（8 型）人类疱疹病毒引起的肿瘤。

事实上，他在不知情的情况下感染上艾滋病毒已经有一段时间了。这些紫斑是被艾滋病毒感染的初期症状。艾滋病毒破坏他的免疫系统，为卡波西氏肉瘤的生长提供了一个绝佳的环境。

起初，维克多逃避自己患艾滋病的事实，他还是像往常一样去参加聚会，发生性关系，头痛和胃痛时就吃药应对。但他的健康每况愈下，不得不来医院诊治，我们就这样见面了。我走进检查室时，前台护士正在给他做入院检查。我翻看了他的病历，发现最近几周他的体重持续下降，难怪他看上去瘦得出奇。他用肤色粉饼掩盖胳膊和腿上的青色斑点，但是还是遮不住。

我问他近几周身体和营养情况怎样，他回答道："医生，我的身体越来越不行了，我感觉不到饿，我也想吃点东西，但咽不下去。"

我意识到他的病情正在恶化，一是因为他营养不良，二是因为艾滋病毒已经不受控制。一旦他的 CD4 细胞（免疫系统中的 T 淋巴细胞亚群之一）计数下降到 200 以下，就符合艾滋病的诊断标准，而正常情况下 CD4 细胞计数约为 1000。我担心，一旦他从艾滋病毒感染期进入艾滋病期，肺炎等一系列并发症也会随之而来。

我建议他理清头绪，先做肝病治疗，他因肝炎和酗酒被诊断出患有终末期肝病。然而，他不想听到这些。他认为吃了我给他开的药就会没事的，但那些药的功能只是改善胃口和止痛。拿到药方后他就离开医院了，生活照旧，白天去股票经纪公司上班，晚上去泡酒吧。

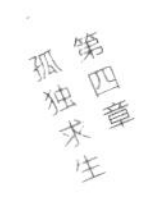

几周后，他没法继续过那样的生活了。他已经力不从心，不再去上班了，即使参加派对也会提前离开。他最终在一次派对中晕了过去，一个派对上的人把他送到医院就跑掉了。我来查房时，他刚刚醒来不久。

他看上去非常糟糕，身上的青紫色斑块更多了，脖子上也有一些。他面色憔悴，眼含泪水，一边流着鼻涕，一边不住地咳嗽。他看起来很瘦，但腰围却很粗，腹部凸出下垂，这是肝硬化晚期的征兆。肝硬化的常见病因是过量饮酒或肝炎。

“你通常喝多少酒？”我问他。

“说不准，在派对上喝几杯，也许回家后再喝上几杯。”他说。

最终，我确定他的饮酒量是每天大约一瓶。

“酒是个好东西，晕乎乎的感觉很妙，还能止痛。”他说。

“但这对你的健康很不利。”我解释道。

“你能下床吗？”我想看看他能不能走。

维克多的脚一碰到地板，就双腿一弯，差点摔倒，他马上伏在床上，重新坐好。

“我现在动不了了。”他说。

卡波西氏肉瘤、终末期肝病、腹水，全身无力，无法行走，这些都表明他的生存期可能只剩下几个月的时间。我该怎么告诉他呢？跟患者说这种事总是很难开口，对于维克多来说更是如此，因为他不愿承认自己的病情如此严重，很可能也会否认我的评估，可我不得不说。

“我知道这样说很残忍，但是很遗憾，你的病不会好转的。”

维克多愤怒地瞪着我，似乎努力在想出什么理由来反驳我，但最终他还是什么都没说，躺回枕头上，他看起来太累了，无力抗拒越来越明显、越来越难以否认的事实。

接下来要考虑的是下一步的治疗方案，没有人来医院探望他，他的伴侣离开了，他的朋友或家人中似乎也没谁关心他。

“你的联系人是谁？”我问，“谁来帮你办理各种手续？”

维克多一脸茫然。

“我想你也许可以联系我妈妈。”他最后勉强地说。

他妈妈接到我的电话后，过了几天就赶来了。她和我一起坐在维克多的床边，维克多时而昏迷时而清醒。

“我们很久没联系了，”他的母亲抱怨道，“他父亲在世的时候，我们一直反对维克多的生活方式，但我们管不了他，也只能由着他了。他后来搬到大城市去住，我们就很少联系了，但现在我来陪着他。”

“谢谢你能来。”我说。

后来维克多神志清醒，坐起身来，我们讨论了他的生前预嘱。

“选择 DNR/DNI 就是说当你无法自主呼吸时，放弃抢救。”

“无论付出什么代价，都要抢救，”维克多毫不犹豫地说，“无论付出什么代价，不管有多痛苦，我都要坚持下去。”

“你为什么要这样坚持呢？孩子，这样太受罪了。”他妈妈劝他。

“只要我还活着，就总有希望。”他一门心思想着治病。

维克多似乎在期待突然出现医疗奇迹，但是，除非医学研究取得重大突破，否则他就不会有希望。维克多最大的愿望就是能多活几周，即使他被成功抢救回来，也仅仅意味着靠药物多维持几天生命。我不建议维克多选择抢救，但他坚持必须抢救，毕竟，他是患者，最终决定取决于他自己。

最后，我和负责维克多的护理小组商量出了一个方案。这个小组有 3 名护士，她们每人 8 小时轮班一次。我们讨论了维克多的病情后，一致决定请姑息治疗护士来干预。姑息治疗护士为临终患者提供全面护理，不仅包括身体护理和止痛，还提供社会、情感和心理支持。

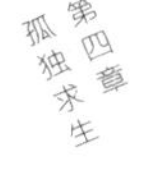

像维克多这样的患者，尽管其病情恶化，痛苦不堪，但想尽可能拖延生命结束的时间，所以基本目标是与他们直接讨论医学局限，帮助他们充分理解抢救的作用，告诉他们即使抢救成功也不能真正摆脱死亡，只是依赖生命支持系统维持毫无质量的生活。如果这些话由第三方告诉患者，他们才会更容易明白抢救到底意味着什么，然后就会告诉我们希望我们为他们做些什么。

当天晚些时候，这位姑息治疗护士与维克多进行了一次谈话，她坐在维克多的床边，握着他的手，告诉他她将继续给予他的照顾和支持。

最终，维克多明白了一切无法改变，于是把生前预嘱改成了DNR/DNI。两天后他平静离世。他妈妈得到消息后马上就赶来了，此后她全权负责签署各项文件，按照维克多的遗愿，将其遗体火化后，把骨灰撒到了海里。

这段经历也为将来如何劝解像维克多一样没有医治希望的临终患者提供了很好的经验，帮助他们做好准备面对死亡，而无须抵抗和延长死亡过程，避免在昏迷和痛苦之中苦熬到死。现在美国大多数州的法律规定，医生、护士和其他医疗执业者不可加快患者的死亡过程，但我们也不必延长这一过程。相反，我们可以建议患者放弃抢救，避免延长死亡过程。受过专业培训的姑息护理护士可以帮助患者做出同意放弃抢救的决定。

许多医生和护士可能会联合起来让患者知道事情有多糟，但遗憾的是，有些患者往往像维克多一样不想听到这些信息。他们可能认为医生或护士的诊断不对，他们还没有到生命终结的时候，他们希望能渡过难关。很多患者曾经或几次被从鬼门关拖回来，他们相信这次也不会死。即使有的患者没有这样的经历，他们也拒绝承认生命即将走到尽头。

如果我们告诉患者疾病已进入终末期，无药可治，这个评估是基于我们的专业知识和经验而非确凿的数据，患者可能会对我们的诊断表示怀疑，特别是有金融、科学或工程背景的患者希望我们有证据支持诊断，但医疗永远不可能非常精确，医生总是综合患者的健康状况，用现有的诊断工具和医疗手段做出评估。

患者需要由一个特殊的人告诉自己这个噩耗。这个特殊的人要能够综合各方意见，将信息传达给患者，帮助他们能够理解延长的生命是不会有质量的，更确切地说，在没有康复希望的情况下延长寿命只会增加身体上的痛苦和折磨，而且任何止痛药都无法完全缓解患者遭受的疼痛。家庭医生可能是敦促患者做生前预嘱的最佳人选，因为他们更了解患者的健康状况，而且多年培养起来的医患关系，更能赢得患者的信任，在患者看来，他们的话可信度更高。然而，越来越多的家庭医生可能无法做到这一点，因为临终患者已由医院接管。在这种情况下，传递坏消息的任务最好由医院医生或姑息治疗护士来完成。姑息治疗护士受过良好的专业训练，知道该说什么，该做什么。与其他医护人员相比，姑息治疗护士与临终患者沟通的能力更强，她们不是用冷冰冰的检查指标，而是从宗教或实用的角度，来讲解如何应对生命的终结，患者可能更乐于倾听。

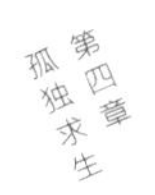

第五章

自我麻痹的开心果

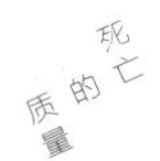

有些患者面对即将消逝的生命，仍然积极、乐观。一般来说，这样的患者脾气好，容易相处。他们无论是在个人生活还是在工作中，都爱讲笑话，甚至可能扮演着喜剧演员那样的角色。有些患者会以乐观豁达的生活态度来看待生活中的不幸，包括死亡。也有的患者用笑话和幽默来逃避或抗拒即将到来的死亡。他们把医生的诊断当成一个玩笑，对不可避免的死亡一笑置之，或者至少他们想通过这种方式使自己更好受一点。

我的患者杰克就是这样的一个人。他身材魁梧，为人友善，很有幽默感。杰克是个自来熟，社交非常活跃，很少宅在家里，枯燥的生活有了他的出现，就会变得有趣起来。

除了会逗乐子之外，杰克还是一个非常喜欢吃的人，他对一切食物都无法拒绝。杰克胖乎乎的外形看起来像一个憨态可掬的布朗熊，再加上他伶牙俐齿，能言善道，这些都使他看上去和蔼可亲，值得信赖。

他是一个天生的推销员，无论是推销家具、办公用品还是家居用品，业绩都非常好。 然而，杰克的体重多年持续上升，当他的体重达到 400 磅（1 磅合 0.4536 千克）的时候患上了病态肥胖症，极度肥胖令他无法工作。虽然他在几年前做了胃旁路手术（一种为达到减肥的目的而改变肠道结构、关闭大部分胃功能的手术），体重一度降至可接受的水平，可惜没有维持多久，他的体重很快又回到400磅，这也是他缺乏自律的后果。考虑到并发症的风险，他放弃了再做一次胃旁路手术的念头。后来，他不得不转向电话销售，不用抛头露面后他慢慢接受了自己的体重。

杰克因病态肥胖症的并发症而住院。我一见到他就怀疑他患有蜂窝织炎。蜂窝织炎是肥胖症的并发症之一。当皮肤，尤其是腿部皮肤被拉伸时，皮肤上被称为“微孔”的小孔变大，皮肤的完整性被破坏，细菌可以轻易地穿过皮肤的天然屏障，导致感染。当我给他做检查的时候，我看到许多微孔周围有一大片红色的浮肿，这是细菌感染的迹象。

“已经疼了一段时间了，但是忍得过去。”杰克解释说。

我告诉他这些红肿是什么，为什么会发生，他表现出一向的幽默感，开始拿自己开涮。

“你是在说我是神圣的（在英文中，‘多洞的’与‘神圣的’两词发音相似）喽。”他开玩笑地说。

“你可以这么说，”我说，“但你必须明白这些微孔是非常严重的并发症。我们现在可以用抗生素来控制感染。但是一旦你的皮肤有裂口，细菌入侵并导致感染，你很容易就会感染一些更致命的细菌，所以这种并发症可能是致命的。”

我继续给他检查，杰克安静下来。我发现杰克一直在做深呼吸，说明他呼吸缓慢、吃力。

导致呼吸困难的常见原因之一是肥胖。患者脂肪过多，出现水钠潴留，引发呼吸困难；腹壁和腹腔内的脂肪增多，腹腔变得拥挤不堪，胸腔与腹腔之间的膈肌被迫向上顶，使原本受限的胸腔变得更加狭小，导致肺活量减小，患者表现出胸闷气急的症状；肥胖症病人吸入氧气后，不能呼出所有的二氧化碳，导致肺部二氧化碳潴留，这好比汽车的排气管堵了却还在行驶。

“你呼吸困难吗？”

“是的，”杰克说，“我经常觉得提不上气，站着和走路时更严重。”

“这是因为你胸腔或腹腔内脂肪组织增多，导致胸腔容积缩小，肺部受到挤压，这样你呼吸时不得不更用力。”

“这样说我就懂了，这跟举重一样，”他说，努力让自己高兴起来，“我以前练举重，每次加重，我就得付出额外的力气，不得不更用力呼吸。但放下杠铃后，我就放松了，呼吸也通畅了。”

随后，我继续检查了他的心律和脉搏，查看他是否有高血压及心脏损害的迹象，因为这些也是肥胖症的常见并发症。肥胖的人通常血压很高或心律失常，因为体重使心脏超负荷工作，导致心脏漏跳一拍。

“是的，我的小心脏有时会‘咯噔’一下，就像我刚学会开车那会儿总是动力延迟一样，踩下油门车没有反应，于是我松开油门后再踩一脚油门，它就会猛地向前蹿一下。哎呀，这可吓坏我了。”

“这个类比不错，”我说，“不过，你可以随时把车开进修理厂，修理后的引擎像新的一样棒。可心脏不一样，如果把心脏累趴下了，你必须在几秒钟内或至多一两分钟内使它重新跳动，否则就会造成大脑缺氧，脑功能会不可挽回地受损，或者人就直接死掉了。”

杰克慢慢地点了点头，表情沉重，仿佛他终于意识到自己身处险境。“说得对，医生。我没有意识到这一身肥膘有多么糟糕。”他说。

我继续检查，杰克的双腿浮肿，身体其他部位也有水肿，这是由于水钠潴留引起的肿胀。肥胖病人经常伴有高度水肿，这可能会引发呼吸衰竭，导致水肿更加严重。由于地心引力的作用，白天多余的体液就会堆积在腿上，造成下肢浮肿。然而，水钠潴留也可能是全身性的，并倾向于堆积在肺脏外面，所以患者会出现肺水肿症状。

吃高热量的食物会给包括肾脏在内的整个身体带来额外的压力，而肥胖的人很难代谢掉食物中额外的热量。这就像在工厂装配线上放置了过多的产品，造成堆积，或者像物联网服务器超负荷运行，导致系统崩溃。肾脏运行缓慢，甚至停止，体液和其他毒素开始在全身积聚，进一步加重肾脏等器官的负担，这些器官就会出现功能障碍，例如肾功能衰竭。同样，水钠潴留也会加重其他器官的负荷，包括肺和心脏。

然而，对于杰克来说，他很难发现这些问题，我们也无法通过活检的方式让他明白肾脏的问题，因为他的皮下脂肪太厚，穿刺等常规方法探测不到肾脏的情况。于是，我告诉杰克："你看上去有些腹水，可能肾脏有点问题，但是我们无法明确病因，因为你的皮下脂肪层太厚了，没法做穿刺，自然就无法提取细胞进行活检。"

没过多久又传来一个可怕的消息，杰克的血液检查结果出来了，他还患有糖尿病！

"你不幸患上了糖尿病，血糖很高，为了降低血糖，你要开始使用胰岛素。你可以先吃降糖药试试看，如果效果不理想，你就需要注射胰岛素了。护士给你注射也可以，以后你自己注射也可以，我可以教你怎么注射。不进行干预的话，高血糖伴随高血压极易引发脑中风。"

杰克大吃一惊，突然想起了什么："哎哟，有这么一档子事。上周我正坐在沙发上看电视，突然眼前一黑，手脚都抬不起啦，好像被什么定住了一样动弹不得，不过没一会儿自己就好了。"

"听起来好像是中风。"我说。

我安排杰克做了一次 CT 扫描以确诊他是否中风。CT 扫描是一种电脑断层扫描，利用 X 线束、γ 射线、超声波等，与灵敏度极高的探测器一同围绕人体的某一部位做一个接一个的断面扫描，之后通过电脑计算后二次成像，获得人体被检部位的断面或立体图像。CT 检查具有扫描时间快、图像清晰等特点，相比 X 光检查能够提供更多信息。CT 扫描特别适合快速检查有内伤的患者，既可以用于诊断疾病或损伤，也可以用于外科手术和放射治疗。

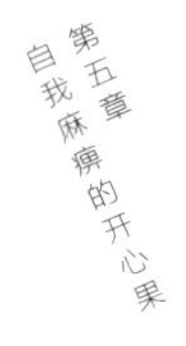

几分钟后，杰克就做好了 CT，但是从 CT 片上看不出他是否中

风，因为上次的疑似中风是一过性的，所幸没有造成持久的损伤。MRI(核磁共振成像)是一种更好的检测手段，是利用磁性、无线电波和计算机生成人脑图像的放射学技术，相比 CT 能提供多方位的三维断面成像。遗憾的是杰克体形硕大，做不了 MRI。

最后，我对杰克说："我们现在无法证实你是否有脑中风，但是这一定要引起你的注意。"

"你最好改变饮食习惯，尽量减少每天摄入的卡路里。如果你的体重能下降，血压和浮肿都会改善很多。你也要少吃糖，这对糖尿病有好处。两周后你再来复诊。"

两个星期过后他来我的诊所复诊，但是他的病情没有丝毫改善。我一看就知道他没有遵照医嘱，看上去他并没打算做出任何改变。杰克只是拿自己开玩笑，以此逃避承认自己的病情有多严重。例如，当我问起他的饮食习惯是否有改变时，他笑着告诉我他是如何说服隔壁公寓的女孩去自助餐厅帮他买比萨饼和百吉饼然后又给他送上门的。

我告诉他再不控制饮食的话，后果非常严重，可能会致命，但他似乎对这些警告充耳不闻，只顾着讲笑话。

"每个人都得去见上帝，你要去你就去，我现在还没这个打算呢。"他不明白自己一身病，中风、高血压、糖尿病，其中每一种病都可能随时要了他的命，我没有办法说服他尽早做出生前预嘱。现在他不想听这些，每次我说起他的病情有多严重，他就转移话题，讲些搞笑的事，不是把我就是把正在写病历的助理逗得哈哈大笑。

比如，我问他是否愿意做心肺复苏术，他朝我一笑，然后开始玩起了文字游戏："哦，是的。'背诵'('心肺复苏术'的英文发音与'背诵'的英文发音听起来有些相近)。你问到点子上了，我超喜欢背诵。你让我背啥我就给你背啥，保证一个奔儿也不会打。"

我们显然无法严肃地讨论生前预嘱这个话题，每次我一提起，杰克就抢过话来，插科打诨，其实他并不打算改变自己的生活习惯。

有一次他来诊所复诊时，他的姐姐跟了过来。他的姐姐 40 多岁，是一名律师兼家庭法律顾问，也许是看到自己的弟弟身体每况愈下，她觉得不能再拖下去了，我们这才有机会坐下来一本正经地讨论他的生前预嘱。他的姐姐警告他说：“你必须认真对待医生的话。我们需要做生前预嘱，这不仅仅是为你一个人，而是为全家人。”

杰克很不情愿地答应了。

杰克真的是一个非常固执的人，后来他又来复诊时告诉我他终于明白了我的意思，可他还是继续老一套作风，试图用更多的笑话来回避这个话题。

我告诉杰克：“如果你签好生前预嘱，你就能按照自己的意愿得到最想要的治疗。”他开玩笑说：“好吧。就是说如果你有办法我就有办法，你就会用所有的办法让我不去见上帝喽。”

我对他解释道：“你必须明白，你随时可能发生心脏骤停，你可能不希望让我们对你进行积极抢救，因为给你做心肺复苏非常困难。你太胖，胸外按压的力度不够。无法做心肺复苏，就意味着你的大脑会缺氧，你会感到像在水下憋气一样难受。”

杰克似乎终于明白了一切，他很可能会心脏骤停，而且他不能像其他心脏骤停患者那样被救回来。这一点也不好玩，杰克一声不吭，陷入沉思。

“你还要知道，95% 的心脏骤停患者救不回来，如果还伴有糖尿病、肾病或肥胖症等基础病的，那就几乎 100% 无法幸存。即使经抢救后死里逃生的患者，也要被留置在 ICU，靠呼吸机和营养液来维持生命，而其中的大多数人可能会处于植物人状态。”

杰克吓得面色惨白，这是第一次，他几乎说不出话来。

“我还能说些什么呢？”他嘟哝道。

杰克对死亡没有心理准备，似乎只是意识到事情到了这个地步，他无法应付。

其实，杰克根本不需要讨论他的生前预嘱，因为几天后，他一觉睡下去后就再也没有醒来。第二天，一位邻居听到杰克的电话响个不停却没人接听，感到非常奇怪，因为近段时间杰克一般都宅在家里，哪里也不去。邻居联系了公寓管家，他们打开杰克的房门后发现他躺在床上，没有了呼吸。

我是第三天凌晨 3 点接到法医的电话后才得知杰克已经死了。法医问了我几个问题，因为杰克的电话簿上写着我是他的医生。

“你知道杰克死前的健康状况吗？”法医问，“你怀疑他是非自然死亡吗？”

我不假思索地回答道：“我没有任何理由怀疑他非自然死亡。杰克患有病态肥胖症，还患有其他病，每一种病都可能随时致命。”

我曾经告诉过杰克，随着年龄的增长，我们的健康指数也在走下坡路，衰老、男性、肥胖、糖尿病、高血压、吸烟、健康认知水平和个人保护意识等都是影响寿命的因素。不幸的是，杰克几乎拥有所有上述不利的因素，导致他的健康风险系数很高。所以，他年仅 40 出头就英年早逝，也就不足为奇了。杰克拿这事开玩笑，对这些不利因素不以为然，他并没有通过减肥或更健康的生活方式来减少不利因素。这样来说，他的早逝已成定局。

我真的很为他感到难过。他是一个非常好的人，他积极努力，用幽默乐观的态度对待生活中遇到的困难。但不幸的是，在死亡面前，他的笑话和幽默几乎没有什么用处，因为他的胜算很小。

我常常告诉我的患者，为了提高你的胜算，你要面对现实，不能把生命当成玩笑，你必须积极主动，身体力行降低健康风险，比如换一种更健康的生活方式。

第六章

冲破“爱”的枷锁

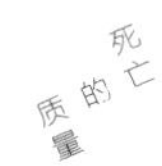

60 岁出头的简·柯林斯是一个老烟民，这个不良习惯导致她过早离世，令人惋惜。柯林斯太太这次住院的病因是慢性呼吸衰竭。她的生前预嘱方案做得不太顺利，因为她的亲属们都希望尽可能地延长她的生命，而柯林斯太太自己则希望尽早结束痛苦，她早就知道自己终有一天会因为吸烟而早逝。她上一次住院时我们就将生前预嘱定为 DNR。

起初给柯林斯太太治疗的是镇上的一位医生。虽然我们有工作关系，但鉴于 *HIPAA*[①] 等医保管理制度要求对医疗信息保密，他不能把她的病历转给我，而柯林斯太太自己也不会去查找这些病历，这些病历保存在她之前就诊的各个医疗机构，收集起来耗时费力。

柯林斯太太被送到医院之前已经用上了呼吸机。她患有慢性呼吸衰竭，如果不依靠呼吸机，就会出现缺氧、乏力，甚至昏厥等症状。

我下楼接诊时，她正在急诊室前台办理手续，陪同她的是她的一个姐姐和两个女儿。

“我是塞普韦达医生，是你的主治医生。”我对柯林斯太太说。

她的姐姐弗朗西丝接过话说：“那么，跟你谈就行了。”我皱了一下眉，如果患者自己能够表达，我一般喜欢直接跟患者本人交流

① *HIPAA*：英文全称为*Health Insurance Portability and Accountability Act*，是克林顿政府在1996年签署的经过参议院和众议院通过的医疗保险改革法案。——编者

病情。

“我们想让她撤掉呼吸机，这样她便可以尽早自主呼吸。”弗朗西丝要求道。

“当然可以，”我说，“她住进 ICU 后，我们尽量帮助她彻底摆脱对呼吸机的依赖。她的肺部有损伤，ICU 肺病危重病护理小组会给她治疗的。”

“那么，如果 ICU 让我们选择治疗方案，你认为什么方案最好？”弗朗西丝问。

我感觉到这个病例可能会有些复杂，尽管亲属在法律上无权替患者做治疗决定，但是，看上去弗朗西丝想为柯林斯太太的治疗做主。柯林斯太太的一个女儿表示坚决反对 DNR，她认为这等同于杀死她妈妈。但是，不管她的意见如何，如果患者授权不抢救，我只能如实告知她们那是患者自己的决定。

“夫人，柯林斯太太必须自己做出是否抢救的决定。我可以把你的想法转告给她，然后由她自己决定。”

弗朗西丝皱起眉头，看上去颇为不满，但是没再说什么。

几分钟过后，按照正常的程序，ICU 的护士和医生接管了柯林斯太太，而我则不时过来看看她的情况，给她提些建议。

柯林斯太太病前精力充沛，她热衷于徒步旅行，而现在却躺在病床上，连走路的力气都没有。她在呼吸机的辅助下呼吸，脸上罩着一个呼吸罩，呼吸罩下端连着一根长长的呼吸管，呼吸管的另一端连接着一台大 BiPAP 呼吸机，她呼出二氧化碳时，呼吸机在压力的作用下释放氧气。

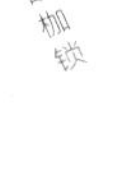

呼吸治疗师按照医嘱训练柯林斯太太自主呼吸。他给柯林斯太太摘下呼吸罩，让她试着自己呼吸。虽然这些呼吸治疗师经过专业培训，独立操作所有呼吸设备，但仍然配有一名护士一直陪在旁边提供支持。

柯林斯太太试着自己呼吸了几分钟，但很快她开始大口喘气，越

来越吃力，呼吸治疗师不得不马上给她戴回呼吸罩。柯林斯太太精疲力竭地躺在床上，刚才的训练把她累坏了。

“等你休息好了，我们再来试试。”护士告诉她。

几小时后，柯林斯太太又接受了一次自主呼吸训练。这次也是一样，没几分钟，柯林斯太太就喘不过气来了。呼吸治疗师又得给她戴回呼吸罩，重新接上呼吸机。

在第三次尝试失败后，护士和呼吸治疗师向ICU小组组长报告柯林斯太太的情况。这个小组的组长是呼吸与重症医学专科医生，他重新评估了柯林斯太太的病情，最重要的是要搞清楚是什么造成柯林斯太太在自主呼吸的时候如此疲倦乏力。正常情况下，只要她重新戴回呼吸罩，应该不会有明显的疲劳感，更确切地说，有了呼吸机辅助呼吸，她应该感到更轻松才对。组长猜测，除了慢性肺病外，可能还有其他病因导致呼吸困难。幸运的是，过了几天柯林斯太太的病情开始好转，她得以离开ICU，住进了普通病房，我又重新做回她的责任医生。此后不久，ICU小组跟我商讨她的病情，他们想知道我的判断，是什么原因使柯林斯太太在自主呼吸了一会儿之后如此疲惫不堪。除了慢性肺病以外，是否有其他病因，比如充血性心力衰竭、慢性中毒或者神经系统疾病。

我查看了她的检查报告，X光胸片和心脏报告显示其心脏功能全部正常，排除了充血性心脏病的可能。

很难诊断使她乏力的病因是什么，这似乎真的是一个怪病。我坐在她的床边，对她进行评估。柯林斯太太倚靠在枕头上，戴着呼吸罩。我与她一边聊，一边记笔记。她看起来虚弱不堪，连抬头、抬腿和抬胳膊都困难。

“我真是一点力气也没有，”柯林斯太太说，“我之前精力充沛，喜爱徒步，如果时间允许就常去山上走走，时间不允许也经常在我家附近转转。前几年，我开始感到气短，很容易疲劳。后来，医生让我用呼吸机，但是刚用了没几天，我就被送到医院来了。”

“好吧。我们先做一些检查，看看是什么原因使你这么累。我们还想知道，你感到乏力之前在做哪些事情，你除了感到疲惫和气喘之外还有哪些感受。”

我对她进行了全面的筛查和测试，甚至还做了包括砷中毒在内的慢性中毒的测试，结果排除了慢性中毒的可能性。

检查报告出来后，我将检查结果给神经内科医生诊断，神经内科医生接受过诊断、治疗和管理神经系统疾病（包括大脑、脊髓、神经和肌肉疾病）的专业培训。

几天后，神经内科医生告诉我其病因可能是慢性肺病致肌肉缺氧，我意识到终于找到元凶了。当肌肉无力时，人无法自由呼吸，承受一定量的压力或活动量时，需要借助器械辅助呼吸。虽然这个病侵袭了许多人，尤其是抵抗力较弱的老年人，但我仍觉得就柯林斯太太来说，过量吸烟是主因。吸烟产生的刺激物很容易在肺上留下瘢痕，所以她的肺活量更小，更容易因疾病、压力或活动量的增加（比如走一段很短的距离）而致呼吸困难。

由于医院禁烟，柯林斯太太的病情逐渐好转，体力也逐渐恢复。

一天早上我查房时，看到她没戴呼吸罩。她一看见我，就坐起身来，动作轻快。

“你看，医生！”她说，“今天早上，护士们撤掉呼吸机之后，我发现我可以自己呼吸了。现在你看！”

她下床走了几步，说：“我又能走路了！”

但是她仍旧很虚弱，走不了太远。

我说：“你要定期锻炼，每天多走一段路，这样体力恢复得快点，呼吸会更有力的。”

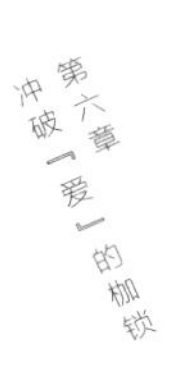

柯林斯太太同意了我推荐的治疗方案后，我又给她补做了一些检查。因为她的吸烟史超过 10 年，肺部积聚了许多有害化学物质，容易导致其他疾病。

为了给她解释这些毒素是如何在肺部聚积的，我从记事本中抽出一张纸，画了一张图。我先画出胸腔的轮廓和心脏，又画了两个肺，就像两袋红酒，两肺中间画一根长长的管道，这个管道直通喉咙和鼻腔。然后，我又画了一个箭头表示正常的气流。

“这是正常的呼吸方式。”我解释道。

接着我又画了一些点用来表示因肺细胞膨胀和感染引起的阻塞。

“你看，烟中大量的尼古丁等有害化学物质，被吸入人体后，首先会损伤肺部细胞组织，使肺的毛细血管扩张，导致肺气肿，紧接着焦油会不断堆积，使氧气吸入不畅，造成呼吸困难和肺损伤等等。这种情况很像肺炎引起的肺部感染，症状是发烧、咳嗽、痰中带血及呼吸困难。这些阻塞还会影响心脏血液循环。”

“你认为我得的是肺炎吗？”柯林斯太太问。

“有这个可能。所以我们需要再做几项检查来看看到底是什么问题。”

我瞥见她的桌子上有一个皱巴巴的烟盒。医院里是禁止吸烟的，而且肺病患者尤其不应吸烟。

“问题是你抽的烟太多。”我警告她，“人的肺部都有一根根像小刷子一样的纤毛，这些纤毛，对人们的呼吸起着至关重要的作用。烟草中含有的尼古丁等物质，会使肺部这些纤毛停止工作，使它们黏结在一起。长期吸烟引发慢性肺部炎症，这种炎症会阻碍呼吸，并加重心脏负荷，这可能会导致充血性心力衰竭，你记得护士第一次让你脱离呼吸机自主呼吸时的感受吗？就是那种感受。”

“我知道抽烟对我不好，”柯林斯太太承认说，“但是抽了几十年了，很难戒。我戒烟不能慢慢戒，非得一下子全戒掉才行。桌上那盒香烟是我刚住院时抽剩的最后几支，后来我感觉好多了，就把剩下的几支抽掉了。”

“这可不行，你得管住自己。我们还想给你做一个测试，检测一下你体内的砷含量。”

柯林斯太太很吃惊，说起砷中毒，一般人会联想到鼠药。有些神秘谋杀案中就是用鼠药杀人的。

我赶紧向柯林斯太太解释了检查砷含量的原因：“砷不仅仅以毒药的形式存在，人体中摄入的砷主要来源于食物和水。人暴露在砷环境中有患心脏病的风险，所以我们需要检测一下砷含量。”

但砷含量的检查结果是阴性的，砷中毒的因素被排除了。但这反倒证实了我最初的怀疑——慢性阻塞性肺病，根源是长期吸烟。

柯林斯太太有段时间感觉不错，能够自主呼吸，可以在病房里走动走动，或者走到客厅坐坐，跟其他患者聊聊天。可惜她走不了多远，就会感到疲惫不堪，渴望着回到病房休息。她虽然已经不再依赖呼吸机，但自主呼吸还是很弱。在后来的几个星期中，状态好的时候越来越少，她不得不又用上呼吸机。

如何告诉她预后不良是个棘手的问题，我想先多了解她的个人情况，看看能为她做些什么。

“我想先了解一下你住院前的生活方式是什么样的，”我说，“然后我们讨论一下检查结果，再决定该怎样治疗。”

“很好。”柯林斯太太点了点头，开始讲述自己的故事。

“几年前，我还劲头很足。我特别喜欢徒步旅行。但后来我就走不远了，只能走几个街区，再远点就得开车去。我没有那么多精力去参加社交活动，与朋友们的联系就少了。”

“几个月前，我感觉越来越糟了。我喘不过气，在家里也走不了几步路，甚至连去厨房做饭也得坐下来休息一会儿。有一两分钟我都觉得自己快憋死了，不过一坐下或躺下，那种透不过气来的感觉就消失了。所以，我每天做不了什么事情。”

“再后来，我呼吸越来越困难，必须用呼吸机，不然就憋死了。”

“这种情况有多久了？”我问。

“有一个月左右吧，我已经烦透了。”

她看着我，眼里充满哀伤：“医生，我会好起来吗？ 检查结果怎么样？”

这是我最不愿意回答的问题，她一直希望自己能好起来，这种希望使她撑到现在。她显然对自己的现状不满，想早日康复。但是再也没有以前那样的好日子了，她的呼吸日益困难，再也离不开呼吸机了。

“我很抱歉，”我竭力不把最坏的消息告诉她，“检查提示你的心脏和肺部有永久性损伤和瘢痕，伴有炎症和感染。所以我们能做的就是给你开些止痛药。但你的病情会持续加重，过不了多久你就得再次用上呼吸机。”

“我一直在做最坏的打算，”柯林斯太太说，“我不想再这样活着了。我以前可不是这样生活的，这样活着没什么意思。”

我拉着她的手，紧紧地握着，以表示我对她的支持。我开始跟她谈生前预嘱，这个话题一直很棘手。

我从公文包里拿出一份生前预嘱书递给柯林斯太太。

“这份文件是关于临终方案的，”我说，“你的孩子们和你姐姐把你送到医院的时候要求积极抢救，就是说使用一切医学手段把你救过来。”

“可是我不愿意那样，”柯林斯太太声音微弱但语气坚决，“我不想那样活着。”

“这样的话，你的选择应该是 DNR/DNI，”我解释道，“也就是说，如果你一旦有生命危险，比如呼吸或心力衰竭，医疗小组将不会对你实施抢救。这样的患者被称为‘DNR/DNI 患者’。”

“这正是我想要的，”柯林斯太太说，“我认为那样会更好，我一开始就应该被列为 DNR/DNI 患者，为什么一开始没把我算上呢？”

“因为你的家属明确表示要全力抢救，而且全力抢救是默认选项。只有患者本人可以选择不抢救，否则作为医生，我们的职责就是尽可能地为你延长生命。”

“即使好不了也要抢救？”柯林斯太太问。

“是的。如果不抢救，就必须征得你的同意才行。”

“我想和我的家人谈谈，这样她们就会对我的决定感到安心了。”她开始考虑她最亲密的家人，也就是她的女儿们和姐姐的意愿了。生前预嘱的事情注定要一波三折了。

“这是理所当然的事。”我说。事实上我担心如果等的时间过长，一旦她的呼吸和心脏问题恶化，她很可能陷入昏迷，丧失决策能力。那样的话，她的受托人，也就是她的孩子们很可能会要求全力抢救，而这与她自己的意愿背道而驰。

为了与她家人更好地沟通，我联系了医院的姑息护理护士朱莉，请她与柯林斯太太的家人商量临终方案，了解一下她们的想法和担忧。

我向朱莉介绍了柯林斯太太的病情，包括呼吸急促、肺部充血、心脏负荷、心脏骤停风险、全身乏力以及长期吸烟史。我也告诉了她，在是否选择 DNR/DNI 方案这个问题上，柯林斯太太与家属有分歧，现在不知如何是好。

我把朱莉领进柯林斯太太的房间，柯林斯太太正在休息。

“我想让你见见朱莉护士，”我解释道，“她来这里是为了帮助你减轻疼痛。”

柯林斯太太立刻打起了精神，刚刚还病恹恹的她，装出一副很健康的样子，仿佛使尽了全身的力气要在一个陌生人面前表现出最好的自己。在朱莉和她聊天的那几分钟里，柯林斯太太表现出旺盛的精力，她告诉朱莉她现在感觉好多了。我觉得她只是在作秀，但是我不想说令她情绪低落的话，也不想破坏她在朱莉面前的形象。

不出所料，当朱莉回到我的办公室讨论这个病例时，她认为柯林斯太太的状态不错。

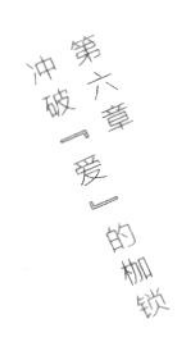

“我担心自己不适合在这个阶段介入，因为这个患者只有 62 岁，看起来也相对健康。看到她成为姑息治疗计划对象，我感到非常惊讶。”朱莉说。

“但她不是这样的，”我向她解释，“我觉得柯林斯太太是在硬撑着，努力在客人面前显得体面一些。我相信她现在在病房里就不是刚才的状态了，实际上，她的病情迅速恶化，身体越来越虚弱，呼吸困难，随时会发生心脏骤停。所以，我认为姑息治疗计划可以帮助她面对现实，解决她与家人在临终方案上的分歧。”

我强烈地感到柯林斯太太现在应该进入姑息治疗阶段，主要原因是姑息治疗能够帮助患者减轻病痛，改善生活质量，也能提高患者家属的生活质量。姑息治疗团队由受过特殊训练的医生、护士和其他专科医生组成，他们与患者的主治医生一起提供支持。姑息治疗适用于所有重症患者，不分年龄和病程。

姑息治疗侧重于改善各种症状，包括柯林斯太太正在经历的许多症状，如疼痛、呼吸短促、疲劳、食欲不振、睡眠障碍及抑郁等。姑息治疗团队就像是患者的伴侣，能花足够多的时间陪伴患者及其家人。姑息治疗团队成员擅长帮助患者及其家人明白他们的治疗方案和治疗目标。

在结束与朱莉的讨论时，我建议她可以与柯林斯太太一家进一步讨论姑息治疗计划。我还建议给柯林斯太太的家庭医生打电话了解她的情况，朱莉答应我说她会的。

后来我又去见柯林斯太太，告诉她朱莉将要为她做的事情。

“那太好了，”柯林斯太太说，“如果她们都能理解我的选择，我会感觉好受点。我想我的家人过于乐观了。”

“这倒是真的，”我说，“她们这样想也许是因为一年前你还很活跃、很健康，她们一下子接受不了。”

柯林斯太太看上去若有所思。

然后，她幽幽地说：“没办法回到过去了，我真希望自己没有抽那么多烟。”

我点点头，心里为她感到遗憾。

“谢谢你为我所做的一切。”她说。

第二天，我收到朱莉的反馈，她告诉我，她做了我通常做的事情，帮助患者及其家人决定临终方案。

“我先跟柯林斯太太谈了谈，确认她真实的想法后又跟她的家人沟通。我发现她的孩子们之所以拒绝 DNR/DNI，是因为她们认为柯林斯太太会康复的。她们认为这一切太突然了，她只有 62 岁，一两年前还很健康，抢救回来后还可以再活很多年。

“另外，柯林斯太太的其中一个女儿有自己的宗教信仰，她认为放弃抢救等同于协助自杀。但我告诉她这不一样，DNR/DNI 不涉及采取积极的手段结束生命，仅仅意味着在患者自然死亡后，不能用特殊的手段，比如心肺复苏术，使他们起死回生。我还解释了柯林斯太太明确要求不要抢救，是因为她不想活在插满管子的状态之中。她觉得自己的一生没什么遗憾，她已经准备好了自然辞世。”

我很高兴听到朱莉解决了所有问题，使她的家人对 DNR/DNI 不再那么抵触，柯林斯太太能按她自己的意愿度过生命的最后一刻。在朱莉的帮助下，柯林斯太太和她的家人一起做出了这个非常重要的决定，一个非常明确的 DNR/DNI。

当患者自己的愿望与家属的愿望完全相左时该怎么办？这个病例提供了一个解决方案。最理想的办法是医生（或者引入姑息治疗团队）与患者家属做好沟通，帮助他们明白只有满足患者的愿望才最符合大家的利益。而且，最终医生会尊重患者的意愿，而不是患者家属的意愿。

不幸的是，有些患者家属会要求更换医生，因为医生的建议不让他们称心。换来的新医生可能对患者的背景一无所知，比如他们不了解患者过去的生活习惯，不知道患者真正想要的是什么。有些患者与家庭医生在长期接触的过程中建立了信任和友谊，如果突然不得不与一个对他一无所知的新医生打交道，可能会非常不适应。家庭医生也同样感到沮丧，他发现患者家属正在摆脱家庭医生的影响，将患者转到其他医生那里，达到控制患者的目的。幸运的是，柯林斯太太一家不存在这种情况，在姑息护理护士介入后，其分歧得以弥合，最后得

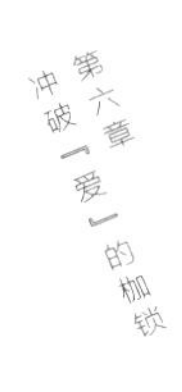

到了一个双赢的方案。

此外，我很高兴姑息治疗团队的参与帮助患者家属明白了 DNR/DNI 和“不治疗”之间的区别，消除了他们的顾虑。患者和家属通常将 DNR/DNI 误解为放弃治疗，他们怕医生怠慢患者，不提供周到的治疗，这也是他们反对 DNR/DNI 的理由。他们可能不了解，医院为所有住院患者提供的治疗服务都无任何保留，都会给予适当的药物和必要的治疗。换句话说，没有一个患者会因为 DNR/DNI 的身份而被低估、怠慢或被当成是不那么重要的患者对待。

患者产生被怠慢的感受可能是因为，其从家庭医生处转诊到医院后与新医生没有建立起信任关系，或者是因为他们看到医生对要求积极抢救的患者治疗迅捷、全面，而相比之下，对 DNR/DNI 患者治疗不那么积极。

无论是 DNR/DNI 患者还是要求全力抢救的患者，通常他们得到的医疗服务质量都是相同的，幸好朱莉向柯林斯太太的家属们解释了这一点，确保她们明白为柯林斯太太提供的治疗与护理是没有打折扣的，这样她们对医疗服务质量就有信心了。

最后，正如朱莉向患者家属解释的那样，并非所有的人都在生命将结束时才不得不考虑 DNR/DNI。有些人身强体壮时，就已经提前做好生前预嘱，即便死亡是多年以后的事，他们也为生命的最后一刻谋划，如不幸遭遇意外事故或地震、雪崩等自然灾难而突然死亡，就按照生前预嘱执行，按自己的意愿告别人生。柯林斯太太与其家人意见冲突的部分原因是她没有事先计划好，好在朱莉与其家属沟通后，消除了她们的顾虑，问题很快得到了解决。柯林斯太太的家人现在能接受了，所以柯林斯太太最终签字确认了 DNR。

第七章

我的临终我做主

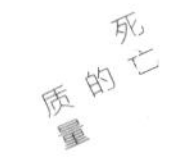

如果患者及其家属对临终治疗方案没有分歧，也没有其他复杂因素（如长期进行性疾病）的影响，做生前预嘱就容易得多。金博尔太太和欧唐纳太太就是这样的情况。

金博尔太太的故事

金博尔太太 70 多岁，患有慢阻肺。慢阻肺是一种呈进行性加重且不可逆的疾病，许多患者不得不长时间甚至全天戴便携式呼吸机，才能正常呼吸。

我们的呼吸系统由气管、支气管和肺构成。肺是呼吸系统进行气体交换的场所，由肺内支气管树、肺泡及肺泡外围绕着的毛细血管网组成，可分为导气部和呼吸部两部分。

慢阻肺患者的临床表现包括长期反复咳嗽、咳痰、气喘和胸闷等症状。吸烟是慢阻肺最主要的致病因素。多数慢阻肺患者像金博尔太太一样有吸烟史。慢阻肺的另一个致病因素可能是长期接触肺部刺激物质，比如空气污染、化学烟雾或灰尘。金博尔太太家附近有几家工厂，其中有一家是炼油厂，日夜不停地排烟。

慢阻肺的特征是气道存在不完全可逆的、不同程度的阻塞。正常人气道负责把气体运送到肺，像树枝的分杈，在每个小气道的末端分布有许多像小气球一样的气囊肺泡。正常人的所有气道都是洁净和通畅的，吸气时，每个小气囊都充满了气体；呼气时，气囊收缩，气体被快速呼出。

而金博尔太太这样的慢阻肺患者的肺部就会发生如下变化：气管管壁增厚、肿胀，管壁上小肌肉的收缩使气道变窄，气管产生的黏液（即“痰液”）等使气管的口径缩小，导致吸入气体减少；同时肺泡失去弹性，不能完全排空气体，令人感到胸闷、憋气。

慢阻肺是一种进行性疾病。患者开始时并没有不适感，没有咳嗽、呼吸困难等症状，但随着病情的发展，咳嗽和气喘日益加重，患者逐渐出现行动不便，直至卧床不起。

金博尔太太被送到医院时，病情已经发展到需要卧床的阶段。她住院后不久，就出现了严重的进行性呼吸窘迫症状，如果没有好转的话，就会引起肌肉疲劳，进而导致呼吸骤停。

我向金博尔太太介绍完自己之后问她：“你感觉怎么样？”

“非常……痛苦，”她断断续续地说，每说几个词就要休息一下，“我喘不上……气，咳得嗓子……和胸口都……痛。”

“你感觉很严重吗？”

“我打不起……精神，连最简单的事……都做不了。”她的回答与其他慢阻肺患者别无二致。

“比如说？”我问。

“在家里来回走走、吃药、做饭……这类的事，甚至去邮箱……取个邮件都感到很累。身上的氧气瓶……沉甸甸的，鼻子上连着的……这根软管太长，我去洗手间……很不方便，做什么事都……碍手碍脚的。”

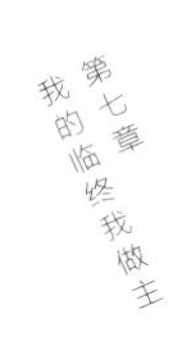

她的症状听起来与柯林斯太太的情况非常相似，主要致病因素是吸烟。但是现在金博尔太太没有柯林斯太太的那些麻烦，她可以自己做主。

我简要地看了看她的病历，根据记录，她的病情正在恶化，我意识到她的生存期恐怕只剩几天了。

我用通俗的语言向她解释了慢阻肺的肆虐："你的问题出在肺上，你得了慢性阻塞性肺病，也叫作'慢阻肺'。病因通常是长期吸烟，你的呼吸道和肺泡失去弹性，呼吸道壁进一步充血，痰液增多。不幸的是，目前没有有效的治疗手段，你会感觉越来越差。"

金博尔太太点了点头，好像她已经知道预后。

"是的，我明白。我不要抢救，我最害怕插管，可千万不要给我插管哪。"她说。

"我尊重你的意愿，最合适的治疗措施是止痛，这样你会感觉舒服些。"

我示意护士进来。护士拿着输液管和一包输液袋走进病房，然后把针头刺入她的上臂静脉。

"我们给你输的是吗啡，这个药有止痛镇静的作用，会让你感觉舒服点。几分钟后你就不再会感到这么痛了，几个小时后痛感会减轻或消失。等药效过后，护士会来再给你输一包。"我向金博尔太太解释道。

令人欣慰的是，金博尔太太做生前预嘱的过程很顺利。一是因为她没有爱管闲事的亲属干涉；二是因为她年事已高，更容易理解生命过程，理性面对死亡。她的许多朋友都已经离世，她住在当地的一家老年中心，那里的人更像是熟人，谈不上情谊深厚，所以在情感上她放得下，她没有什么遗憾和留恋，现在该准备离开了。若不是吸烟的话，她还会多活 5 到 10 年，但她的寿命也算长的了，这使她能够接受死亡，而我能为她做的则是尽量缓解其病痛，使她感到更为舒适和安宁。

像金博尔太太那样，生命因疾病而自然终结时，治疗目标应该是舒适和无痛。临终关怀治疗目标不应因为新技术的出现而变得复杂，运用新技术延长生命，增加了家庭经济压力，而患者却依靠医疗器械存活，奄奄一息。这种情况下患者的生活质量是如此之低，许多患者都急于结束自己的生命。因此，我告诉我的患者最理想的治疗方案是在离世过程中受到照护，这样更简单，更人道。与其通过抢救的方式延长充满痛苦的死亡过程，不如用最温柔、最充满爱的方式来照护他们。

因此，本着这个精神，我对护士说："金博尔太太即将离世，她的预嘱是 DNR/DNI，请每隔几个小时就给她注射一次吗啡，这样她走时就能没有痛苦。"

欧唐纳太太的故事

有时难度不在于谁来选临终方案，而在于做决定本身。

欧唐纳太太和金博尔太太一样，也因吸烟过度患有肺病。但她的病情更加复杂，她的心脏也有问题。欧唐纳太太 70 岁，患有重度肥胖症，由于长期食用高淀粉、高脂肪和高糖食物，体重超过 300 磅。

欧唐纳太太第一次来医院时，由她的女儿伊梅尔达陪同。伊梅尔达 50 多岁，体重 200 磅。欧唐纳太太在一个葡萄牙移民家庭中长大，她的父母和哥哥姐姐均出生在葡萄牙。欧唐纳太太出生在美国，但是因为她来自于葡萄牙移民家庭，她自上学后就一直感到自己像个局外人，无法融入学校生活。她很难交到朋友，逐渐变得孤僻寡言，只能在吃上得到些安慰，于是就开始了海吃海喝的生活方式。特别值得一提的是，欧唐纳太太的母亲是一个厨艺高手，特别擅长做甜糕点、土豆汤、香肠、大米布丁、焦糖蛋奶沙司、烤鱼、水煮鱼和炸鱼等高热量食物。

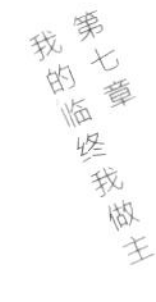

欧唐纳太太从小就爱吃母亲做的菜。十几岁的时候，她就已经超重了，多年来，她的体重一直只增不减。她快 40 岁的时候，生下一个女儿，此后不久她就胖得走不动了。她只好宅在家里，靠吸烟解闷，最终染上了烟瘾，这个习惯成了要她命的罪魁祸首。我见到她的时候，她的肺病已经相当严重了，与肥胖症一起更是让她雪上加霜。

当我走进欧唐纳太太的病房时，她正坐在床上，整个身体靠在枕头上，由于过度肥胖，她无法坐直，伊梅尔达坐在床边扶着她。我给她做完血压、心率、呼吸等常规检查后，心里有数了，肥胖症合并肺病晚期，这意味着她的生命快走到尽头了。

欧唐纳太太和伊梅尔达对我的评估都无动于衷。

“我明白情况不太好，但这是否意味着我会死呢？”她问。

“难道你现在没别的办法吗？ ”她的女儿问。

“没什么办法，”我转过身来对欧唐纳太太解释道，“你的病有些多，比较复杂。”我将她的疾病一一列出来后，继续说：“所以，我们现在需要做一件事，就是根据医院的治疗程序做生前预嘱。”

我向她解释这些规定目的是鼓励患者在意识清醒、有决策能力时尽早选择临终方案。然而，这对许多患者来说并非易事。许多患者第一次入院时，承受的压力很大。他们离开心爱的家，来到一个陌生的、缺少安全感的环境，面对各种高科技治疗仪器、无菌墙壁、穿着白大褂的陌生人……有些患者真的觉得自己像外人一样。更糟糕的是，医生告诉他们，他们即将死去，这意味着他们将永远离开所熟悉的和热爱的一切。

欧唐纳太太没有反应，她直勾勾地看着前方，仿佛在考虑该怎么办，她的女儿紧紧地握着她的手。

“我们现在需要知道你心跳停止后该怎么办，你做出选择，我们才能尊重你的意愿。心脏骤停后，我们可以对你进行抢救，但抢救可能会造成创伤，而且抢救过来后病情不会好转，你会继续承受现在的这种痛苦，或者加剧的疼痛。如果你不选择 DNR/DNI，或者没做任何生前预嘱的话，我们会默认抢救。因为医生的使命是救死扶伤，如果你有生前预嘱，我们就会按照生前预嘱执行。所以，现在是让我们知道你的选择的时候了。”

“我还是不知道该怎么办好。”欧唐纳太太喃喃地说。

“我们就不能等把她的病弄明白以后再说吗?”她的女儿问。

由于她们母女二人都不准备做出任何决定，我放弃了这个话题，心想，等心脏专科医生的评估报告出来后，再继续谈这件事。

第二天，我去找心脏专科医生，他们正在给一个患者戴心脏监护仪。其中一个医生告诉我:“欧唐纳太太的脂肪太厚，监护仪探测不到信号，我们无法给她做全面检查。”

我把心脏专科医生的意见和我评估的预后告诉欧唐纳太太时，她没当一回事。

“哦，我一直是个肥婆，没想到能活这么久，也许我可以继续这样活着，比任何人想象的都长。”

“这次不一样，各种病加在一起凶多吉少。”我试图向欧唐纳太太施压，要求她做出生前预嘱。

“给她点时间，我妈妈要再想想。”她女儿接过话说。

“当然，你可以考虑一段时间再做决定。”

尽管我知道她不做生前预嘱的后果，但现在继续劝说肯定也是无功而返。欧唐纳太太应该尽早做出决定，一旦发生诸如中风之类的急病，她就失去了决策能力，只能由她女儿为她做主了。尽管欧唐纳太太一推再推，但至少没有人干涉她的选择，她的女儿完全支持她的意愿，这是最理想的情况。有时患者屈服于家属的意愿，面对专横的家属，例如控制欲极强的父母或子女，他们选择息事宁人、家庭和谐。然而，法律规定，除非患者已经丧失决策能力，否则医疗小组唯一要尊重的，也必须尊重的，是患者本人的意愿。

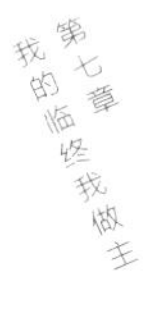

欧唐纳太太没有受到家人的左右，她只是不想这么早做生前预嘱，也许是出于忌讳，认为这可能意味着自己真的快死了。尽管我告诉她们母女，生前预嘱并不总是在临死时才做的，这跟提前几年做遗嘱一样，但她仍然想能拖就拖。

几天后，我查房时，看到她病情稳定，与刚入院时没什么变化，所以她仍旧对做生前预嘱的事一笑置之，说：“我只是不喜欢太早做决定，因为我这个人喜欢变来变去的，一会儿一个主意。晚点选择，我就可以一劳永逸，不用改了。”

几天后，欧唐纳太太的疼痛加剧，她意识到自己病情恶化，最终选择了 DNR/DNI。尽管让她做出这个决定非常艰难，但最终她还是做出了正确的选择，因为在她生命的最后一刻，生前预嘱就派上了用场，她就避免了继续受苦。

第八章

ICU 死亡病例

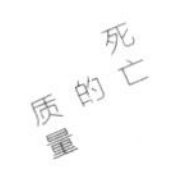

ICU（重症监护室）收治的都是危急患者和危重患者。这些患者或有重大疾病，或昏迷不醒，通过各种医疗器械维持生命，随时可能死亡，直到生命体征基本平稳，才会转出 ICU。

ICU 的医疗设备先进齐全，包括除颤仪、起搏器、多功能呼吸机、血液透析机、生命监护仪、气管插管及气管切开等急救器材。

ICU 小组的职责是密切监测记录患者的病情变化，如病情恶化，立即展开抢救。从昏迷中醒过来的患者看到自己受到的创伤和身上的医疗器械会紧张不安，这时护士可能会提供吗啡或其他止痛药镇静止痛。

患者家属通常在 ICU 外等待消息，为他们的亲人祈祷。

阿尔伯特遭遇了严重的交通事故，当时他正骑着摩托车，突然被一辆卡车撞飞，然后甩在高速公路旁的灌木丛中。他的手臂、腿和躯干多处骨折，不幸的是他当时没有戴头盔，摔成了重度脑震荡，而且从大脑到脊柱的部分神经被切断。他被送到急诊室时已经陷入昏迷，呼吸微弱，立即被转到 ICU。急救小组迅速展开救治。

他的父亲、母亲和妹妹在候诊室焦灼地等待，随时准备帮忙。阿尔伯特的家庭医生不在场，因为他们不参与患者在医院的治疗。如果医生向他们索问病史，他们会即刻提供资料。

阿尔伯特的急救小组由心脏、神经、肺、肾等各科专科医生和 3

名护士组成。他们各自负责自己专业领域内的治疗，如心脏科医生负责处理与心脏有关的问题，努力使患者恢复正常心律，避免心脏骤停；神经科医生负责评估及减轻脑损伤；呼吸科医生负责处理肺部问题；肾科医生负责处理所有与肾脏有关的问题；3 名护士轮班监测阿尔伯特的病情，并根据需要提醒专科医生进行干预。我作为医院医生，职责是协调 ICU 小组工作，当患者本人不能选择治疗方案时，我负责与其家属沟通。我与 ICU 小组协同工作，共同抢救患者。

阿尔伯特病情危急，我必须让他的家人了解病情进展，为他们提供治疗建议。我走进候诊室，一眼看见对面的长沙发上，阿尔伯特的家人正神态焦急地等在那里。他的父亲杰克笔直地坐着，强忍住悲痛。他的母亲莎拉正拿着手帕擦眼泪。坐在母亲旁边的妹妹安德里亚仰头看着时钟，似乎在期盼时间快点走，这样她的哥哥就能早点康复。

我走过去介绍自己："我是塞普韦达医生，我来通报一下阿尔伯特的病情和预后。如果他醒来符合探视条件时，你们可以来探视，你们的探视对他的康复会有好处。他的伤势很严重，我们无法做出任何承诺。医疗小组正在尽一切力量挽救他的生命，抢救能否成功，我们现在还不知道，你们现在干着急也帮不上什么忙。"

"如果愿意的话，你们可以在家等。阿尔伯特一醒过来，或者有其他进展，我会打电话过来通报的。"我向他们承诺会与他们随时沟通情况。

我建议他们回家等消息，因为一直等下去会很累，许多患者进入稳定期后，可能在较长时间甚至持续数周内，病情几乎没有变化。稳定期前，病情可能快速向两个方向发展，逐步康复，或者迅速恶化，甚至在几分钟之内死亡。但是，一般来说，一旦患者被送到 ICU，预后通常不好，大约 1/3 的 ICU 患者会死亡，ICU 患者的死亡率是各科病房中最高的。

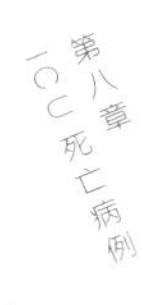

我不想让这些骇人的数据给这个家庭带来负担，因为保持希望，

让家人感觉宽慰总是好的。同时，最好也不要描绘出一幅过于乐观的画面，这样他们的期望就不会不切实际，否则，患者的死亡会加重他们的痛苦。

“我们本来今晚要多待一会儿，万一他需要我们，”阿尔伯特的父亲说，“但我想你是对的，我们帮不上忙，在这干等几个小时也没用。”

我向他们保证我们会夜以继日地救治阿尔伯特，说完我回到了ICU。

护士正在给阿尔伯特测量脉搏。护士工作在一线，每天为患者提供护理服务。医生与护士的关系就像将军与士兵的关系一样，护士听从医生的指挥，执行医嘱。护士也是医生和患者之间的纽带，如果我刚才没劝阿尔伯特的家人回去，值班护士也会那样做。护士通常一天做两三次护理，有时是一班一次，每次护理每个患者大约半个小时。

我到后不久，其他医生也到齐了。护士长向我们介绍了阿尔伯特的护理记录。医疗小组根据护理记录情况评估患者。

然后，每位医生依次根据自己的专业给出治疗意见。

神经科医生说：“患者现在神志昏迷。事故给他造成了重度脑震荡和颅骨骨折，骨折碎片陷入脑组织中，合并脑损伤和颅内血肿。血肿消退之前无法判断神经功能能否恢复，要等一天看看血肿消退情况，看样子他至少还要昏迷一天，靠器械维持功能。”

接下来是心脏专科医生的评估：“患者需要用药维持血压稳定，如果没有感染和服药过量的情况，血压应该可以维持平稳。幸好，该患者出事前没有服药，没有饮酒，否则车撞向他时会影响他的反应速度，更加躲不开。”

然后，肾病专科医生评估阿尔伯特的肾功能：“这个患者肋骨骨折压到肾脏，造成肾挫裂伤。根据目前的检查结果，他的肾功能正在恢复，万一恶化，就需要暂时进行肾脏替代治疗，但一般来说患者的肾功能会随着病情好转而恢复。”

最后，我问护士关于阿尔伯特的营养、药物和排泄情况。她指了指长长的输液管和挂了一半的输液袋说："他正在输营养液（对于不能进食的患者需要给予静脉肠外营养）。他现在处于昏迷状态，但是如果他恢复意识，就需要给他输吗啡止痛。"

护士告诉我给阿尔伯特用了哪些药，为控制出血、预防血栓采取了哪些措施。

医疗小组的每个成员必须口述或书写病历报告。这些报告用来评估患者的病情变化，如果有人对治疗有疑问，医院就可以出示这些报告。医院需要保存这些资料。在 ICU 中，病历报告尤其重要，因为这个病房中患者的死亡率约为 30%，家属或其他人可能会质疑治疗过程，尤其想知道患者在生命的最后几天得到了哪些治疗和护理。

我查看了阿尔伯特的身体状况，又看了监护仪上的数据后，指示夜班护士密切监测他的生命体征，特别预防感染脓毒血症。脓毒血症是全身性的感染，严重者会发生感染性休克，所以一经发现，就要及时控制。脓毒血症是由致病菌侵入血液循环引起的。细菌侵入血液循环的途径一般有两条：一是通过皮肤或黏膜上的创口，二是通过疖子、脓肿、扁桃体炎、中耳炎等化脓性病灶。营养不良、贫血、糖尿病及肝硬化等患者因抵抗力减退，也容易感染脓毒血症。致病菌进入血液以后，迅速生长繁殖，并产生大量毒素，引起许多中毒症状。脓毒血症早期是局部存在化脓病灶，发病后出现高热、烦躁不安、恶心呕吐、嗜睡、头痛、脱水、酸中毒等症状。到了中后期出现皮下多发脓肿，同时这些脓肿好发于躯干，开始为单个，后呈多发，脓肿初期为硬结样，约一周后才出现波动，此时穿刺物为脓性液。有些病例脓肿可持续多日不化脓。有少数病人症状不典型。

"当然，我们会仔细检查的。"护士安慰我说，"如果我发现任何脓毒血症症状，会立即打电话给你。"

"很好，"我告诉她，"我明早再过来看看。"

然后我们离开 ICU，把剩下的工作交给护士，她们负责继续监测患者病情并向医生汇报。

我经过候诊室时，看到阿尔伯特的父母和姐姐还在焦急地等待，我走上前去催促他们回家休息，因为 ICU 的环境对他们没有好处。

“阿尔伯特现在处于稳定期，可能几天甚至几周都不会有什么变化。万一有什么变化，护士会立即通知我的。”

“我一直带着手机，他们随时与我保持联系，有什么消息我会马上通知你们，你们再赶过来。”我指着我的手机说。

“ICU 的环境会令你们担惊受怕，一会儿警报响了，一会儿监视器响了，医生和护士们冲进冲出。你们可能会认为是自己的亲人情况不妙，而事实上他们是在忙着抢救其他患者。”我向他们解释了为什么患者家属不适合等在 ICU 外。

“你刚才一直在里面，你了解阿尔伯特的情况。他怎么样？我们一直在为他祈祷。”阿尔伯特的父亲问。

我没有什么新消息可以告诉他们，于是安慰他们说：“阿尔伯特受伤比较严重，治疗情况很大程度上取决于他的身体素质和愈合能力。我们给他用了药，用呼吸机辅助呼吸，用透析机排出肾积水和毒素。我们正在监测其体温和血压，采取预防措施，避免感染。阿尔伯特年轻，身体健康，这些都有利于提高其生存概率。所以我认为预后可能不错，但最后如何目前还不好说。”

最后，这家人在我的劝说下离开了医院，这令我感到宽慰，他们不必等在 ICU 外面，看着医护人员进进出出，每次都心惊肉跳地以为他们是来通知自己什么不好的消息，承受不必要的焦虑和痛苦。

我在开车回家的路上，思考 ICU 的危重患者与普通病房中的危重患者之间的差别。ICU 患者在治疗和护理强度上都要大得多，但是尽管付出了种种努力，患者突然死亡的情况也特别多。

很多时候，医生明知脑死亡患者已无药可救，躯体死亡也就是一个时间问题，可是患者家属却不这样想。他们认为心脏还在跳动，生命就没有终结，只要活着就有希望康复，所以要求医院通过一系列药物和先进设备维持生命体征，直至患者最后心脏死亡或因其他器官衰竭而死。如果患者早知如此，可能会后悔没有早立生前预嘱，没有选择 DNR/DNI。

昏迷数月或数年的病人突然醒来，这样的传说时有耳闻，人们可能会被这样的故事误导。以心跳、呼吸停止为标准判定的“死者”，死而复生的例子很多，但脑死亡却无法逆转。这两者的区别是，患者大脑功能衰竭，一般经悉心治疗后有机会醒来。但是，脑死亡患者的全脑功能永久丧失，不可逆转。可是脑死亡患者对触摸、按压会出现反应，这是怎么回事呢？这是因为脑干功能完全丧失后脊神经元仍可存活。所以，脑死亡患者自主呼吸功能丧失，但脊神经仍可有部分反射，跟你举个很简单的例子：猫、狗等动物的头被砍掉之后，躯体还会继续抽搐，但它事实上已经死了。

对于阿尔伯特来说，我和医疗小组继续使用最先进的医疗技术，积极救治。像阿尔伯特这样的患者如果病情突然恶化，对其能否抢救成功我们是没有把握的。患者被送到 ICU 时有极高的死亡风险，ICU 为他们提供了最后的生存机会，至少，现代医学技术的进步提高了 ICU 患者的康复概率，这是目前我们所能做到的最好的办法。

我觉得我们已经为阿尔伯特尽了最大的努力，大约一个小时后，我走进车库，开车回家。我知道汽车停在车库里随时存在被盗或者自燃的风险，同样的，ICU 的患者随时都有生命危险。我一进家门，就把手机放在床头柜上，这样我就不会错过夜班护士打来的电话。

其实，我也再没有机会为阿尔伯特做些什么了，因为他当晚就去世了。

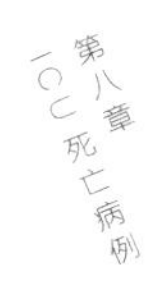

第九章

有意识障碍的患者

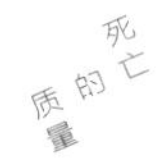

在临终阶段，有些患者尤其是老年患者会逐渐丧失心智能力，出现意识障碍。年轻患者中因严重创伤、疾病或滥用药物致大脑损伤的，也会有意识障碍。

临床医生向患者解释治疗方案时，要确认他们是否意识清醒。有些患者没有被正确地归类为意识障碍患者，他们看上去意识清醒，但如果与其长时间交流，就会发现其明显的意识障碍症状，比如，他们已经得到了一个问题的答案，却反复问这个问题。有些患者听起来思路清晰，但所讲的内容却与常识或事实不符（例如讲述自己有某种从未有过的经历），这类患者的问题极易被忽视。

意识障碍会引发诸多问题。有的亲属拒绝承认患者有意识障碍，而有的患者本来意识清醒，其家属却非说他们意识模糊，这通常是因为这些家属想要控制患者，推翻患者签署的遗嘱等文件。即便大家对患者出现意识障碍这一评估均无异议，判断患者丧失决策能力的时间点也是一个难题，这会影响遗嘱等文件的法律效力。

意识障碍不是一个简单的是与否的问题。难度在于判断他们从何时开始出现意识不清，以及判断意识障碍的严重程度。因疾病、事故或药物过量所致的意识障碍，一般症状是认知逐渐退化。医生必须通过观察患者对某些解释或指令的理解程度来评估其意识障碍的严重程度。当患者必须签署法律文件或参与庭审，但对其理解力存在争议时，律师可能会介入。

根据我的经验，为有意识障碍的患者制定临终方案，情况非常复杂。我必须同时与患者及其亲属确认患者的意识障碍程度，商量其临终护理方案，我还要评估患者的意识是否退化到无法决策的程度，是否该由其家属代理决策。

解释 DNR/DNI

当患者出现意识障碍时，他的认知能力到底还剩多少呢？这是一个非常关键的问题。重大医疗决策通常需要由患者本人定夺，比如抢救方案、肢体缺血性坏死需要截肢的决定等。但在发生意识障碍的早期阶段，就像在老年痴呆症的初期阶段一样，我们并不总是很清楚患者能理解或不能理解什么。医生应该根据患者的认知程度仔细地调整方案，尽可能地帮助他们做出知情决定，而不是为图方便把决策权交给家属。

意识障碍不是一种可以用定量方法来衡量的疾病，例如，失智10% 的患者能够在一定程度上完成什么活动，而失智 40% 的患者则不能。判断意识障碍的证据可能非常模糊，除非症状非常明显，每个人都看得出来，但正常人也有忘记一个人的名字或住址等表现。另一个难度在于患者的认知忽好忽坏，表现不稳定。所以，一旦患者出现意识障碍的症状，医生应该尽力帮助患者理解临终方案，要求他们自己做出选择。

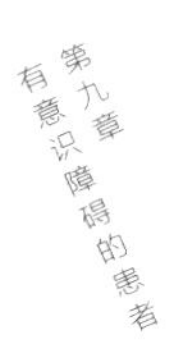

我有一个“半失智患者”史密斯太太。史密斯太太 80 多岁，患有重症肺炎。住院前她积极参加社会公益活动。她的丈夫是一位成功的企业高管，去世后给她留下了一笔可观的遗产，她继续住在他们富丽堂皇的大房子里。但在过去的一年里，她的记忆力逐渐衰退，经常用错词，在明明很熟悉的路上开车也会迷路。然而，很多时候她意识清醒，能够听懂简单、清晰的指示。虽然她的肺炎有望治好，但考虑到她的年纪，再感染其他什么病则很可能会致命，所以趁她有决策能力时，及早跟她谈临终方案和后事安排是明智的。

我到医院时，她的女儿安娜在病房外等着我。安娜50多岁，她的丈夫也是企业高管，她跟她母亲一样热衷于慈善事业，积极参加社会公益活动。她有很多时间照顾她的母亲，也能以母亲的利益为上，时刻准备着为她服务。

"医生，治疗方案是什么？ 我能做些什么？"安娜见到我就问。

"我只是想向史密斯太太解释一下生前预嘱，选择DNR/DNI意味着什么，"我说，"我会尽量解释得简单易懂，这样她就可以自己做决定，但不必现在做。她自己做的决定符合她的最大利益，如果你能理解并同意她的选择也是件好事。"

"当然，"安娜说，"我也希望这样，我母亲的愿望至上。我们的关系一直很亲密，我想确保她在临终时尽可能少遭罪。"

当我把安娜领进病房时，史密斯太太正坐着翻看一本家庭园艺杂志。她放下杂志时对安娜笑了笑。安娜站在床尾，我拉了一把椅子在她床边坐下，先做了自我介绍，然后用简单的语言解释这次谈话的目的。

"我现在要向你解释一下医院的护理方案，你必须做出选择，但你不必马上做。"

我停了一下看看史密斯太太是否能跟上我的思路。

"你明白我刚才说的话吗？"我问。

史密斯太太点了点头："明白，做一个决定。"

"很好，"我接着说，"如果你哪里听得不明白，请告诉我。"

"好。"她又点了点头。

"好的。我们要为你做一个临终方案，我们必须尊重你的意愿。我们想知道你自己的意愿，而不是别人的意愿，你现在有能力自己做决定。你明白了吗？"

“明白。”史密斯太太一边点头，一边看她的女儿，像是在征求她的同意。

“非常好，妈妈。”安娜说。

我继续解释下一部分更复杂的内容。

“你知道你现在的抢救指令吗？”我问。她的抢救指令是全力抢救，是系统默认的。

史密斯太太茫然地看着我，看上去没听懂，这个问题太专业了。我又试着用其他方法解释了一番。然而，她所能理解的是“我现在不需要回答你”。

我觉得最好还是把这件事搁置一下，她还没做好准备，等过些时候她头脑清醒些再谈。如果她始终意识不清的话，她的女儿就可以代替她做出选择。

史密斯太太这个病例给我们以下启示：第一，早期意识障碍患者仍然有能力理解正在发生的事情，明白他们现在或将来要选择一个临终方案。第二，及早请家属介入了解患者的意愿，以便他们代替患者做出决策时能够执行患者的意愿。有时家属们有他们自己的考虑，与患者本人的意愿存在分歧。但史密斯太太和她的女儿没有这方面的问题，她们关系亲密，意见一致。第三，为了帮助患者理解，有必要用最简单的语言解释临终方案。第四，向有意识障碍的患者介绍 DNR/DNI 时，不必面面俱到。有些治疗解释起来太复杂，比如止痛药、电击除颤、心包积液穿刺引流、心肺复苏、气管插管等等。对于一个连听懂简单的解释都有困难的患者来说，讨论治疗细节只会令他们更加困惑。因此，更人道的做法是用患者或其家人容易理解的一两句话概括一下。

几天后，史密斯太太还是做不出选择，但我庆幸自己及早跟她谈了，这样她有时间思考要怎么办。或许她还会让我再解释一次，或者在她临终前几天或几周，根据史密斯太太的意识清醒程度由她自己或她的女儿做出选择。

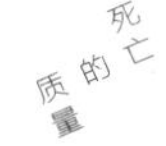

外表正常的意识障碍患者

有些意识障碍患者去参加活动（例如商务会议）时穿着合体，与人寒暄，交换名片，介绍自己，其行为谈吐看上去与常人无异。然而，如果你特别留意他们的讲话内容和推理方式时，就会发现有些不对头了。

例如，他们可能会重复问刚刚被回答过的问题，这是因为他们不记得自己刚刚问过这个问题，或者不记得答案。这种交流看起来没什么异样，因为人们在心不在焉时这种情况也时有发生。但患者如果反复提问还是记不住答案，这就可能是其出现意识障碍的一个征兆。

再例如，某人在会上遇到一个朋友，但是他不记得以前见过这个人，即使他们曾一起喝过咖啡或吃过晚饭。这听起来也很正常，有的人社交很广，如果觉得对方不是潜在的商业伙伴，就很容易忘记对方。但是，总是忘记见过的人和说过的话也是出现意识障碍的征兆。

意识障碍的另一个症状是说胡话，讲出的话不符合逻辑，与主题毫无关联，而且往往听起来异想天开。乍一看，此人可能富有创造性思维，但是，前言不搭后语的次数多了，尤其是与其他症状（如重复提问或经常想不起来与某人见过面）联合起来判断就可以确认其存在意识障碍。

在一般的社交场合中，如果意识障碍患者表现得足够正常，大家，尤其是熟人，通常不会注意到这些蛛丝马迹。除非有特别的理由，人们对一个人的印象通常不会发生太大转变。此外，意识障碍是呈缓慢进行性加重的，人们可能一下子感觉不到异常，甚至其本人也意识不到自己的认知出现了问题。但是医生能够寻找这些迹象，并评估它的严重程度。

迈克尔 82 岁，曾是一位成功的商人。他在一个顶级企业担任高管，负责市场营销。他人情练达，精通谈话术，在商业社交活动、会议、贸易展览等场合中，总是左右逢源，很有气场。他 70 多岁退休后继续参加当地的社交活动，还担任多个社区组织的董事会董事。之前没人注意到他认知上的问题。我第一次见到他是因为他来我的诊所看腿疼，那时他没有发现自己的认知正在退化。在他主诉病情的过程中，我发现了些端倪。

“你哪里不舒服吗？”我问。

“是左脚，”他说，“非常痛，我想可能是因为血液循环不好，几周前我住院就是因为另一条腿血液循环不好动过手术，手术后就好了。”

手术！手术说明其病情严重。但令人感到惊讶的是他竟然对此轻描淡写，不怎么当回事，于是我就多问了他几个问题。

“你做了什么手术？”

“他们不得不截掉一个脚指头。”他说。

“为什么？”我追问道。

说到这里，他眼神若有所思，仿佛必须仔细思考一番，才能说出那是一个什么样的手术，可是这仅仅是几周前的事，他应该立即能回答得出来才对。但时间一分一秒地过去，他还在绞尽脑汁地想，可见，他的记忆力有点问题。

“医生为什么不得不切除你的脚指头？”我又问。

迈克尔猛地回过神来，连忙低头看自己的鞋子，好像这能帮他记起什么似的。

“哦，对了，”他终于说，“我知道了，我的脚指头变成了棕色和绿色的，所以他们不得不去掉这些颜色。”

“你是说坏疽吗？”我问。血液循环不良会导致坏疽，其典型的症状是皮肤呈黑色或暗绿色。然而，怪异的是，迈克尔用颜色描述他被截掉的脚趾，而不用普通术语“坏疽”一词。忘记不常使用但是很普通的词汇也是意识障碍的表现。我认为他的反应不太正常，于是在记事本上备注，需要对迈克尔的认知能力做进一步检查。

接着，我们讨论了他的病史。我拿出一张住院登记表做记录，上面有给他医治过的医生的姓名。

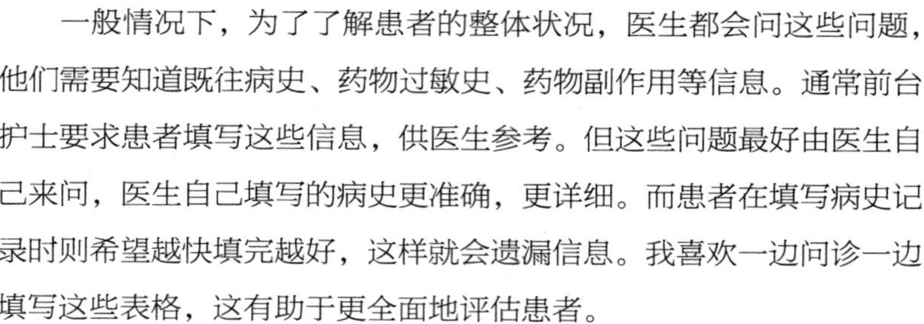

“请说说你最近还做过哪些治疗。”我说。

一般情况下，为了了解患者的整体状况，医生都会问这些问题，他们需要知道既往病史、药物过敏史、药物副作用等信息。通常前台护士要求患者填写这些信息，供医生参考。但这些问题最好由医生自己来问，医生自己填写的病史更准确，更详细。而患者在填写病史记录时则希望越快填完越好，这样就会遗漏信息。我喜欢一边问诊一边填写这些表格，这有助于更全面地评估患者。

迈克尔在回答我的问题时，经常回忆不起什么时候做过哪些治疗。虽然许多患者也可能会有这些表现，但他们通常在经过一些思考后能想出更多的细节。但在迈克尔，很多信息似乎丢失了，他或许不记得，或许不想说，但我怀疑是前者，因为迈克尔看起来急于配合，他的脑子里仿佛一片空白，再也想不起来更多的就医经历。

在磕磕绊绊的交流中，我还是了解到了很多信息。他是个老病号，多次住院治疗。问题是他在几个不同的医院治疗，我们没有他在其他医院的治疗记录，所以我们不得不依靠迈克尔有限的记忆了解他在最近 15 ~ 20 年里的就诊信息，希望至少他还能够记起漫长就诊史中的重点。

“我不知道，”他苦苦思索了半天，最后说，“我想，如果我翻翻过去 15 年或 20 年的记事本，我会记起来曾在哪家医院看过，哪个医生做过哪些治疗，现在我真的都忘了。但我现在在你这里，请你治一治我的脚指头。”

“迈克尔，我们会给你治疗的，我得把你的病情告诉外科医生，他们会给你安排的。”

“好的。”他看上去对这个安排很满意。

考虑到他年事已高，我想和他谈谈生前预嘱，以防万一，因为他还要再进行一次手术，但看上去他对这次手术的风险估计不足。当我解释 DNR/DNI 时，他茫然地看着我。

“那是什么？”他问。

于是我换成更简单的语言再解释一遍，就像我对柯林斯太太所做的一样，那时她也有意识障碍。

“就是说，如果你病危的话，你希望抢救呢？还是不抢救呢？”

迈克尔笑了，表情怪异，好像认为这个想法很荒唐。“我只是脚趾有点问题，为什么现在就想临终的事呢？”

至此，我认为现在跟他谈生前预嘱没有任何意义。迈克尔认为自己状态很好，或者至少他希望自己状态很好。但是他有长期病史，只是很多都被他遗忘了。如果他仍然有能力回答这些问题的话，我可以先等等以后再问；如果他没有能力回答这些问题的话，我可以直接问他的家人，他们会承担起照顾他的责任；或者我也可以找一家老人看护机构照顾他。他的病史和明显的认知减退清清楚楚地摆在那里，我怀疑他很快就会出问题。

我猜对了。就在迈克尔做脚趾手术的前一天，凌晨 1 点，我接到医院的电话说他刚刚呼吸骤停，元凶是药物中毒。他以为多吃点止痛片，脚趾就不会那么疼了，于是他服用了足以导致呼吸骤停的量。

值班的医院医生立即把迈克尔转到 ICU。正常情况下，针对服药过量引起的药物中毒，要用解毒药来对抗毒性作用，解除或减轻中毒症状，患者醒来后继续留在 ICU 观察。但是如果是大剂量多种药物中毒，出现呼吸衰竭，则需要用呼吸机替代自主呼吸，等待药效衰减。呼吸机撤掉后，患者回到原来的治疗程序，对于迈克尔来说就是做脚趾切除手术。

不幸的是，并发症接踵而至。当给迈克尔挂上呼吸机时，他心跳停止了一两分钟，血压降到了零，血液循环中止，大脑中的氧含量减少，这无异于雪上加霜。

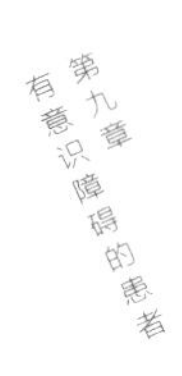

这些情况都是 1 小时之后护士打电话通报我才得知的。我赶去医院，想看看我能为他和他的家人做些什么。

我赶到医院时大约是凌晨 3 点，我一刻没停立即去看迈克尔。

ICU小组为迈克尔提供危重护理。我是迈克尔的家庭医生，我的角色主要是陪伴，让患者醒来时能看到我在他的身边给他支持。此外，我还向他的家人通报抢救进展。

在接下来的3个小时里，迈克尔几度呼吸骤停，ICU小组反复刺激他的呼吸，一次又一次进行胸外按压，使他恢复心跳。即使迈克尔能恢复自主呼吸，结果也不会太乐观。他现在双腿僵直，手腕向胸部弯曲，拳头紧握，看起来就像一个演员，摆出一个僵硬的姿势，以表明他很愤怒，准备发起攻击，这种表现被称为“摆姿势”。但从医学上讲，这是严重脑损伤的一种表现，这种损伤很可能是不可逆的。

抢救成功，迈克尔终于开始自主呼吸了。过了一会儿，我去候诊室，他的妻子和两个50多岁的儿子正紧张地等消息。

“迈克尔一度呼吸暂停，大脑缺氧，大脑可能受到了一些损伤……”

“这太荒诞了，迈克尔虽然82岁，但身体一直很棒，直到昨天他还好好的。”我刚开始介绍病情，他的妻子就打断了我的话。

但我知道迈克尔并非完全健康，他有很长的就医经历。他的妻子可能不知道或认为那些疾病与这次治疗的病毫无关系。鉴于此，我试着简单描述迈克尔的病情。

“他看上去是否健康、是否有病史并非总是至关紧要的。即使一个人身体状况良好，每天坚持锻炼，也可能会发病。有些意外，如这次的药物中毒，更有可能导致死亡。不管是谁都有可能突然死亡，所以很难预测明天会发生什么。”

他的妻子固执地认为这一切只是暂时的，迈克尔很快就会康复。

“他很快就会好的。他一直身体倍儿棒，病后很快就能恢复。82岁有什么关系？他身体非常灵活，头脑非常灵敏，他一直都是这样。他不会有事的。”

“你必须明白，迈克尔在两个小时内出现两次心脏骤停，现在在靠呼吸机维持生命。此外，他双手紧握，身体僵硬，姿势异常，这些都是脑损伤的表现。而且，他的血压很低。这次真的非常严重。”我努力劝她正视现实。

迈克尔的妻子看着我，目光冷如钢铁，看起来非常生气，仿佛认为我在说谎。

“但是，他总是会没事的。他是一个真正的幸存者，他身体强壮、灵活。他刚刚还参加了几场城市马拉松比赛，而且还跑进了前30%。”

“我理解，”我对此非常同情，但我要让她明白她丈夫的处境非常不妙，“我相信迈克尔以前很健康。但是他现在服药过量，导致整个系统衰竭，一度监测不到血压，呼吸骤停导致大脑供氧不足，很可能造成永久性脑损伤。”

她死死地瞪着我，一言不发，看上去非常愤怒。这种情形屡见不鲜，患者家属希望患者以外的人对其死亡负责，医生和医院常常成了替罪羊，就像我们有时会把天气不好归咎于天气预报员一样。

迈克尔在与他人（包括家人）的谈话中隐瞒了自己认知衰退的事实，这使他的死亡看起来非常意外。他一直都以一个健康、精神矍铄的老人形象示人，而其实他的身体和认知都在走下坡路。

现在他的妻子只相信他表现出的外在形象，而不是背后的真相。对她来说，眼见就是现实。现在，她看上去越来越愤怒，我觉得自己无法再提供帮助，她需要点时间才会逐渐意识到事情的严重性。

我站起来，说：“我得再回 ICU 去查看你丈夫的情况了。”

我沿着走廊走向 ICU，终于松了一口气，刚才的解释令我精疲力竭，迈克尔还在 ICU 等着我。

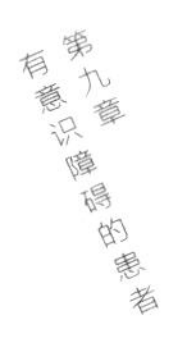

一看到我回来，医院医生就马上告诉我迈克尔的生命体征终于稳定下来了。他虽然仍未脱离呼吸机，但至少不再痉挛，血压和体温也回到了正常范围。

现在已经是早上 6 点了。我把监护迈克尔和与他家人协调的工作移交给了下一个值班小组。这样，新的治疗小组就可以从新的视角评估迈克尔的病情，并将结果报告给他的妻子。我告诉组长："迈克尔的妻子坚信她丈夫会没事的，她认为我在说谎。如果她从我以外的人那里得知她的丈夫处境凶险，会有助于她面对真相。她需要这些提醒，她和她的儿子们完全不了解情况，他们不相信迈克尔真的好不起来了。"

说完，我离开医院，走向停车场，一头钻进车里，开车回家。当我第二天早上醒来的时候，得知一个令人欣慰的消息，值班小组的多名医生与他的家人开了多次会之后，他的妻子终于意识到迈克尔病情的严重程度，后来她终于接受了她丈夫再也好不起来的事实。

隐瞒病情造成的悲剧

约翰逊这个病例说起来很复杂，那是因为它的确非常复杂。有些意识障碍患者外表看起来与常人无异，极易被误诊，没有专门受过关于早发性阿尔茨海默病（老年性痴呆症）等意识障碍疾病培训过的医务人员就无法识别出来。

约翰逊像迈克尔一样，是一名外表正常的意识障碍患者，但是他隐瞒了真相，导致悲剧。他自己签字同意手术方案，不幸的是，术后出现并发症而死亡。他的家人后来证明他为早期老年性痴呆症患者，质疑医院为什么要求他自己选择手术方案。这个病例非常典型，给我们的启示是，如果临床医生对患者的认知能力不确定，那么在没有家人参与的情况下，不应该进行手术。医生之所以给约翰逊动手术，是因为他病情危急，而且他与手术团队和麻醉团队沟通得很好，不会让人怀疑他在认知上不具决策能力。

宣布某个患者因各种原因（包括意识障碍）不具决策能力的过程，是异常复杂和困难的。这个过程参与人员众多，包括精神科医生、法官和专家证人，通常需要几周或更长的时间才有结果。

约翰逊是一家小商店的老板，他跟迈克尔一样，退休后继续参加商业活动。约翰逊勤于打理生意，积极维护客户。他也 80 多岁了，来我这里看病是因为急性下肢动脉栓塞，若不及时治疗，必将面临急性下肢坏死、截肢的结局，甚至还会发生感染或肝肾功能衰竭，危及生命。跟迈克尔的妻子一样，约翰逊的妻子也在密切关注着他的病情，不同之处是她并不否认她丈夫的病情非常严重。

约翰逊有间断性意识障碍，但他看起来却毫无异常，因为他成功地隐瞒了自己的症状。当脑子不灵时，他往往会躲开人，就好像自己知道有什么不对劲，不想让别人知道。脑子清醒的时候，那个原来的他就回来了，谈工作，谈生意，谈世界大事，依然如故。然而，只有受过专业训练的医生才能识别出意识障碍的早期表现，比如他偶尔会口齿不清，说错词，忘记最近发生过的事情，忘记熟人的名字，认不出人，等等。出现这些症状时，约翰逊通常都大笑而过，不管跟他说话的是谁都会认为这些失误只是一时的疏忽，不会想到他病了。

我走进约翰逊的病房，告诉他我是负责他的医生，负责协调治疗小组与家属的工作。

“很高兴见到你，医生，”他笑着说，“我很高兴有人看着我。你就像守护天使，确保我得到最好的护理。”

我也笑了笑，飞快地在记录本上写下了“守护天使”这几个字。这个词不同寻常，是友好的比喻呢，还是暗示了什么问题？

从病房出来，我就直接去找给他做手术的外科医生。在外科医生看来，尽早做手术是绝对明智的。关键是约翰逊已经在《手术知情同意书》上签了字同意手术。联合手术的放射科医生说：“约翰逊先生是急性下肢动脉栓塞，堵塞比较严重，如不及时手术，随时都有可能出现肢体坏死。对此，我们确定的手术方案是溶栓联合动脉旁路手术，即把血栓炸成小块，绕过狭窄的临界部位。这个手术是适当的。我们确实得到了约翰逊先生本人的同意。”他还给我看了《手术知情同意书》，上面有约翰逊的签字，表示他知晓并接受手术的利弊

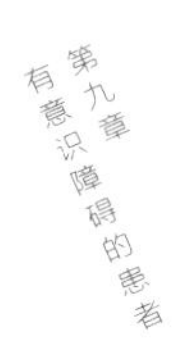

和风险。

看起来一切进行得都很顺利，约翰逊“适当地”同意了做这个手术。但后来发生的事情有些悲剧。术后，约翰逊的腿部血液无法回流，医生只好准备再给他做截肢手术，临床中，这种情况有时也会发生。

我去候诊室告诉约翰逊的妻子他需要再做一个截肢手术，当时她已经对当初给他做手术的决定忐忑不安了。

约翰逊太太脸色铁青，怒气冲冲地说：“是谁允许做这个手术的？你们没有得到我的同意。”

约翰逊的妻子出示了他们家庭的消费清单，上面有购买安理申（Aricept）的明细。安理申是治疗老年性痴呆症的一线药。这时我才得知约翰逊曾被诊断出早期意识障碍，也可能是早期老年性痴呆症，诊断医生并不确定到底是哪种病，但以防万一，医生让约翰逊用药治疗。

约翰逊的妻子不同意截肢，建议做支架植入，但这个方案并不合适，况且通常急症患者和持续感染的患者不能做支架植入手术。

非常不幸，约翰逊的病情恶化，出现了呼吸、心跳骤停。急救小组立即给他做心肺复苏，经过救治后他恢复了心跳。但几分钟后，他再次出现心跳和呼吸骤停，可惜这一次约翰逊没能醒过来。

如果约翰逊不存在意识障碍，医生决定给他做下肢动脉栓塞手术也没有问题，因为医疗小组在当时的情况下已经尽了最大的努力。根据他们的观察，约翰逊对手术风险的认知能力达到了可接受的水平。但是，*HIPPA* 规定医生必须直接与患者打交道；当医生怀疑患者的决策能力时，他们应该让患者亲属或其他相关人员参与决策。然而，医生对患者的决策能力是否存在疑问或是否应该存在疑问，为法律辩护打开了一扇门。

这场医患纠纷告诉我们，意识障碍患者对于医生来说是一个特殊的挑战。患者的认知状态影响着治疗程序的合规性，万一出现医疗事故，患者家属可能就会追究医疗小组或医院是否负有法律责任。

意识障碍诊断的其他影响

如果意识障碍患者在医院不幸死亡，其家人之间又争夺遗产时，医生可能会被要求出具患者是否患有意识障碍的诊断。

患者存在意识障碍，由谁来选择临终方案呢？如果患者意识清醒，即使他与家人意见相左，医生还是会让患者本人选择临终方案。如果患者被诊断为存在意识障碍，并且严重到丧失了决策能力的程度，除非患者之前已经指定好受托人，否则由其亲属代理选择临终方案。

医护人员在给意识障碍患者提供缓解疼痛、增加止痛药剂量时要尤为小心，在询问患者的需求时也要特别仔细。有些患者言语混乱，表达有困难，医护人员可能花较多的时间与其沟通才能听懂他们说的话。有些医护人员还会准备一个画板，让患者画出他们的需求。

最大的困难是诊断患者是否有意识障碍。如果患者的表现严重到一定程度，就很容易诊断。受过专门训练的医生可以通过一系列的测试来评估患者的意识、理解力和表现。但这些测试并不总是准确的，因为一些早期意识障碍患者会意识到自己的认知能力在不断下降，他们可以在测试中给出看似清晰的答案，逃避对其真实认知能力的诊断，而被误诊。或者患者的认知能力时高时低，可能在不同日子或同一天的不同时间内头脑时而糊涂时而清醒。此外，不同医生可能会对同一患者何时患某种意识障碍给出不同的评估。比如，患者的家庭医生对患者有多年的了解，医院医生对患者缺乏了解，他们分别做出的评估可能有差异。

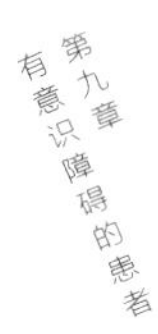

由朱丽安·摩尔主演的热门电影《依然爱丽丝》(*Still Alice*) 讲

述了语言学教授爱丽丝患上阿尔茨海默病的故事。[①] 她先是在讲课时脑子出现断片。后来，当她慢跑穿过熟悉的校园时却迷路了，她记不起自己是在哪里。医生给她做了记忆和认知测试，诊断出患有早期阿尔茨海默病，不久之后她就从大学退休了。然而，她仍然可以正常生活，许多人都不知道她患有这种疾病。渐渐地，她开始丧失其他的能力，包括其善于沟通的能力。但这部电影强调，尽管失去了很多能力，她仍然是"爱丽丝"，能对家人的爱做出回应。但在某种程度上，她已经失去了充分思考的能力，不能决策，生活上必须靠他人照顾。

判断患者是否有认知障碍是个难题，评估认知障碍达到什么程度才会影响其决策能力也是个难题。如果患者本人没有尽早准备生前预嘱的话，就只能由其合法授权的受托人决定，如果患者没有指定受托人，就依法确定受托人。

有的患者死后还可能出现如下纷争：患者没有指定受托人的，由哪个家属做受托人；患者指定了受托人的，他当时是否有足够的认知能力指定这个受托人；患者立遗嘱时是否有足够的认知能力；等等。患者家属可能会质疑患者是否真的有意识障碍，追究做出诊断的医生。更糟糕的是，有时家人彼此敌对，对患者是否有决策能力意见不一，比如质疑患者是否有足够的认知能力立遗嘱。

对患者是否有足够的认知能力的诊断可能会转化为法律问题。当患者家属争遗产时，不同医生做出的诊断受到立场不同的人的质疑和挑战。这种纷争一般不会发生在低收入和中等收入家庭，他们主要关心的是患者的利益。这种纷争有时发生在高收入家庭，患者留下大笔遗产，患者在分配遗产时是否存在意识障碍成为争论的焦点。

我的同事有个病例足以说明可能会发生的纷争，以及医生在这些纷争中的角色。

---

① 《依然爱丽丝》(*Still Alice*)，是由理查德·格雷泽（Richard Glatzer）导演、沃什·韦斯特摩兰（Wash Westmoreland）编剧的索尼经典电影，于2014年12月5日上映。

爱德华是一名富有的银行家和风险投资家，其子女众多，其中包括与第二任妻子生的两个幼子以及第二任妻子带来的几个继子女。几年前他与第一任妻子离婚了，他们的几个孩子均已成年。爱德华在第一次婚姻期间立过一份遗嘱，把一半的地产留给他最信赖的慈善机构，把其他所有财产留给第一任妻子和孩子们。但前不久爱德华癌细胞转移，在生命的最后几个月，他起草了一份新遗嘱，把大部分钱留给他的新妻子和他们的两个孩子，一小部分留给了他的继子女们，而对他最喜爱的慈善机构却只字未提。

这两份遗嘱饱受争议，争议人包括他的前妻、与前妻所生子女、现任妻子及其子女、继子女以及第二份遗嘱中未提及的慈善机构。争议的焦点是患者修改遗嘱时是否具备足够的认知能力。而患者是否有意识障碍，意识障碍的严重程度取决于医生的评估。

两个家庭分别就爱德华是否在修改遗嘱时具有足够的认知能力，在不同的时间寻求不同的医疗诊断。他们甚至对他选择的 DNR/DNI 也有争议，他们希望爱德华能一直拖到遗嘱问题得到解决再死去。一名医生声称爱德华在写第二份遗嘱和选择 DNR/DNI 时有决策能力，而另一名医生则称他当时不具备决策能力。爱德华的前妻及其子女支持爱德华不具备决策能力的诊断，拒绝承认 DNR/DNI 的有效性。他们甚至以此作为讨价还价的筹码，使爱德华的第二任妻子和她的孩子们妥协。至此，爱德华的意识障碍已经很严重，他无法决定自己该做什么。因此，双方要求医生对爱德华的认知能力做出评估并解释评估依据。律师们则挑战对自己当事人不利的诊断，支持对自己当事人有利的诊断。

虽然我不知道这个遗产争夺案的结局是什么，但大多数此类纠纷都是在律师介入后，各方在庭外就遗嘱的有效性达成和解。这个病例说明对意识障碍的诊断和评估相当复杂，它是一种进行性疾病，患者可能时而清醒时而糊涂，不同医生在不同时间得到不同的观察结果，得出不同的诊断。有些患者回答问题时很狡猾，有时他们的回答是不

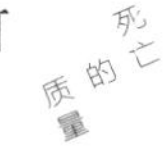

准确的，但听起来却很自然、合理，以致不了解患者的医生和家属可能都会上当，以为他们没有意识障碍。

意识障碍发展到几乎丧失决策能力的程度时，评估非常艰难，患者在具有决策能力和没有决策能力之间摇摆不定，就像对于半杯水，有人可能会说："可惜只有半杯水了！"有人可能会说："幸好还剩半杯水！"同样的道理，对于处于意识障碍早期的患者，有的医生可能认为其仍具有决策能力，有的医生可能会认为其没有决策能力，有的医生可能根本没有意识到患者有意识障碍。

但如果患者家人因遗产分配问题引发对诊断有效性的争议时，医生只能尽其所能判断患者在某一个特定时间是否有意识障碍及其严重程度，至于判断医生的诊断是否准确就是律师和法官的事了。遗憾的是，医学是科学和艺术的结合体，充满不确定性和可能性，可能没有明确的界限区分医生的诊断准确与否，所以医生的诊断依据成了律师之间唇枪舌剑的目标之一，纠纷最终还是由律师来谈判，由法官来裁决。

第十章

家属、文化与宗教的影响

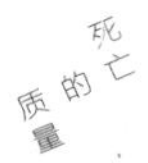

对死亡方式的选择受家属的价值观、文化与宗教的影响。患者卧病在床，命不久矣，其生前预嘱遭到家人的强烈反对，家属们各持己见，激烈争论，甚至彼此之间剑拔弩张。家属的出发点不同，但殊途同归。有些家属对医疗技术期望过高，患者明明奄奄一息，他们也认为现代医疗能够起死回生。有些家属不能接受现实，他们被错误的建议误导，他们凭借过去的治疗经验，对新医生的建议缺乏信任。有些家属有宗教信仰，对死亡的解读比较教条。更令人痛心的是，我有一个病例，患者女儿不顾患者的痛苦，竭力延长其生命，其目的只是想继续领她父亲的社会保障金。我的角色就是协调家庭内部的分歧，帮助他们做出合理的临终方案。

一意孤行

不切实际的家属很难被说服，他们坚信医学奇迹，使他们明白自己为什么是错的很难。马尔瓦尼先生的家属就是这样的。

马尔瓦尼先生 86 岁，之前曾住院治疗过颈动脉硬化，手术后引发并发症，发生脑中风。颈动脉分为颈外动脉和颈内动脉。颈外动脉分布至头顶部和颜面部。颈内动脉进入颅内分布至脑，如果颈动脉出现粥样硬化病变，在血管壁上形成的斑块会缓慢阻塞血管，血管腔变狭窄，血流不畅，最直接的危害是脑组织和头面部的器官缺血，当硬化斑块或血栓脱落，随着血液循环流到动脉狭窄的地方引起堵塞，血栓进入到脑血管，就会引起脑梗塞。

马尔瓦尼先生的病情逐渐恶化，无法逆转。他如果再做手术的话，可能会再次中风，而且医生认为他极度虚弱，禁不起再次手术了。

马尔瓦尼先生意识清醒，知道自己将不久于人世，表示要选择DNR/DNI。他的女儿乔伊很快表达了不切实际的想法。她像女王发布圣旨一样列了一堆要求，不管谁提出反对意见，她都要想方设法把对方驳倒。她是我见过的最傲慢、最具破坏性、要求最高的人。她好像自小就是一位说一不二的公主，每个人都要听从她的指挥和差遣，满足她的要求。而我的职责就是使她冷静下来，帮助她认清事实，理解医学的局限。

我和马尔瓦尼先生的妻子、乔伊以及她的两位兄弟坐下来，面对面地商量临终方案，我向他们解释放弃继续治疗的理由。但乔伊很快回答："你要给我父亲提供更好的治疗。你说他中风，没法康复，但我知道，再做一次手术，疏通血栓，大脑就不会缺血缺氧了，所以他绝对会好起来的。"

乔伊的想法大错特错，但是我需要用点策略才能让她面对事实。好在马尔瓦尼先生的妻子不发表意见，乔伊的两个兄弟和她的想法也不一样。我觉得这对兄弟可能会做我的盟友来说服她，这样也可以让她有点面子。这让我觉得自己有点像政治家，不得不运用谋略对付对手的攻击。

"当然，我们肯定会尽全力帮助你们的父亲，"我对他们说，"但是，你们的要求在技术层面上是做不到的，你们要考虑到你们父亲的年龄和身体状况。"

"少在这里胡说八道，"她非常愤怒，"我父亲一直以来身体都不错，心态积极，饮食均衡，现在只是心脏供血有问题罢了。”

“但他已经 86 岁高龄了，”我心平气和地说，“如果他岁数小一点，可能还禁得起再手术一次。”

接着，那两个兄弟发表了一些意见，听到他们认同我的建议，我稍微放下心来。他们与乔伊你来我往地争论，我静静地听了一会儿，觉得最好的办法就是等，看看他们三个人争论出一个什么结果。

“应该听医生的。”特里说道。

“对呀，乔伊，你总是听不进别人的话，老是觉得自己什么都对。”亚历克斯附和说。

“那么说你们有更好的办法喽，”乔伊回击道，“我不也是为爸爸着想吗？”

“但这一切可能都太晚了，”特里接过话说，“你听到了呀，医生说爸爸已经快不行了。”

姐弟三人吵哇吵，直到好像发泄完对彼此的怨气之后，战火消停了。

等他们冷静下来之后，我对乔伊说：“你父亲如果再做手术的话，很可能会在手术中发生心脏骤停。心脏骤停，只有几分钟的时间来抢救。你父亲之前发作过心脏病，这已经对心脏造成损害了，现在再加上颈动脉狭窄，影响大脑供血，恢复心跳难度很大，而且对他的大脑损伤也非常大，等脑电图成一条直线的时候，就是脑死亡，你父亲根本就不可能救回了。”

乔伊愤怒地瞪着我。

“听着，医生说的这种情况和马上要报废的汽车发动机是一个道理，它坏了，修也修不好了。”特里比较了我们俩的想法之后选择支持我的建议。

“好吧，你说的也对，但是我有错吗？我也只是想让爸爸早点康复而已。”乔伊虽然冷静了一点，但是还没有被这番话说服。

乔伊很情绪化，失去了理智。

最后，为了让大家安心一点，我对他们说：“我会再问问马尔瓦尼先生的意见，但是你们也得知道，法律规定在患者有决策能力的情况下，我们唯一要尊重的是患者本人的意愿。马尔瓦尼先生现在意识清醒，完全有决策能力。”

后来一家人又经过了一场更为激烈的辩论，在这当中也问了我很多问题。最后，我说：“马尔瓦尼先生的身体机能已经到了极限，我们没办法了。”整个房间一下子就鸦雀无声了，这家人唇枪舌剑之后好像已经筋疲力尽了。

“我会跟你们的父亲再谈一次，看看他的想法。”说完，我松了一口气，终于能离开这个吵吵闹闹的家庭了。

但是，当我再次向马尔瓦尼先生征求意见时，他变卦了，因为他通常都会服从他女儿的意见。

“我知道这应该由我自己做主，”他坐起身来，用几个枕头垫着后背，身上还插着各种辅助他呼吸和心跳的管子，“但是如果在手术过程中，我的心跳停止了的话，那之后的事情就都听我女儿的。”

“当然了，”我说，“这是你的选择，你有权选择怎么做。”

乔伊满脸笑容地从马尔瓦尼先生的病房走出来，回到了候诊室，她的两个兄弟和母亲正在那里等着她。她一副神气十足、得意扬扬的样子，毕竟在她父亲面前，她胜过了其他家人。但她的胜利只是短暂的，她的两位兄弟又开始大声抗议了，又一场家庭大战开始了。

我赶紧逃离了这个战场，让他们自己吵去吧，我得去看看另一位患者了。我觉得，这毕竟是他们之间的战争，我的作用不大，我能做的只是给点建议罢了。就算我认为马尔瓦尼先生不应顺从他女儿的意见，但这毕竟是他的个人选择。第二天一早，他又和我重复确认了这个决定：“我明白你的建议，也理解你说的那些理由，但是我还是想听我女儿的。”

乔伊想尽可能让她的父亲多活几年，这也是人之常情，问题是她一意孤行的结果对马尔瓦尼先生并无好处。后来她把马尔瓦尼先生转到教学医院去了，而我们能为他做的就只有这么多了。

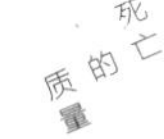

自己做主

与上一个故事相反，奥布莱恩夫人刚开始也是对女儿言听计从，但在我向她解释了 DNR 之后，她决定还是不听她女儿的了，而是自己做主。下面是她的故事。

奥布莱恩夫人 55 岁左右的时候就开始在我们医院住院治疗，断断续续差不多有 3 年了。这次她又来医院就诊，她没有指定的主治医师，等着轮候就诊，轮到她的时候，是我接诊。通常，我会给患者做完初检和问诊之后再决定治疗方案。她躺在检查床上边喘边咳嗽，身旁放着一个氧气瓶。看到这一幕，我首先考虑重症慢阻肺的可能，慢阻肺有呼吸短促（特别是在锻炼的时候）、气喘、胸闷及咳痰等症状，咳出的痰可为清痰、白痰、黄痰或绿痰。

她主述了一些症状，那些都是慢阻肺的常见表现，然后她又告诉我她之所以得这个病是因为她抽了一辈子的烟。她对我说："医生啊，我现在身体不行了呀。我喘不上气，老是咳嗽，这些毛病都好几周了，我觉着我的日子到了，我觉着我不是被憋死就是要咳死。因为这该死的破毛病，我就只能窝在家里拿着遥控器看电视，哪里也去不了，去一趟厕所也得靠人扶着，没办法，只能经常叫老邻居帮帮忙。"

一开始我以为奥布莱恩夫人的病情还是有治疗希望的，所以开了一些缓解肺部炎症、改善呼吸和止咳的处方药。有段时间她恢复得挺好，她随身带着氧气瓶，呼吸顺畅，能外出走走，出门购物也没有问题。她的食欲也改善了，体重一周增重 5 磅左右，3 个月之后已经增重了 50 磅。"我就是有口福，吃啥都香。没有比吃更开心的事了，你看现在的我多开心哪。"她笑逐颜开地告诉我说。

但几个月后，她的女儿陪着她又到医院来了。我之前就警告过她不要再吸烟了，但是她改不了这个毛病，现在慢阻肺越来越严重了，这一回，我觉得回天乏术。虽然就目前来看，奥布莱恩夫人靠着她的氧气瓶还能走几步，但是她肺部的炎症和咳嗽只会逐渐加重，是时候跟她谈谈临终方案的事了。

我刚向她提起生前预嘱，她就一口咬定说："我听我女儿的。"这不禁令我想起了马尔瓦尼先生，但是他们俩的家庭状况很不同，奥布莱恩夫人就她女儿这么一个孩子，而且她女儿表示不管奥布莱恩夫人的选择是什么，她都会接受的。

我坐在奥布莱恩夫人的病床边，她的女儿坐在另一边，我开始了我的常规工作——向她们母女俩解释病情、临终方案以及推荐 DNR 的理由。

"我知道你现在感觉还好，但是你知道的，这样的日子不长了。你的呼吸越来越急促，接下来咳嗽也会越来越厉害，你最好现在就决定。你的女儿要眼睁睁地看着自己的母亲受苦，心里肯定非常难过。如果你一定要你的女儿替你做主的话，我想这对她来说也很艰难。所以最好是在你意识清醒的时候，自己做主。"

"嗯，我明白了，医生，我很清楚，我应该自己做这个决定。"

她的女儿点点头："没事的，妈妈，你自己来吧。"

确定了决策人之后，我向她们解释了 DNR 这个概念，最后说："DNR 能帮助你离开这个世界时平静、安详。"

"听起来还不错，没错，这就是我想要的结果。"

我把生前预嘱书拿出来递给她，她说她想先拿着这张表，跟亲戚们交代一下后再签字。

"这样也好，虽然我妈妈已经下定决心了，但我们还是想跟亲戚们商量一下，这样他们就不会挑礼了。"她的女儿点着头说，她很理解她妈妈的心思。

"这个当然没问题了。"我边说边撕下几张写着 DNR/DNI 的小卡片递给她。

“你可以随身带着这些小卡片。比如你在购物的时候心脏病突然发作，突然晕倒了，别人看到这个卡片就知道你不接受抢救。你只需要把这些卡片放到小塑料袋或是信封里，然后把它们包在手腕上。在你心跳或呼吸骤停时，大家就知道你拒绝抢救。但是如果你被发现时能测到脉搏，那他们就会马上施救或者呼叫救护车。只有失去抢救价值的时候，DNR 才会生效。”

奥布莱恩夫人和她的女儿再次感谢我能提供这些信息。

尽管奥布莱恩夫人已经做出了选择，我离开之前最后又确认了一次：“奥布莱恩夫人，治疗小组会执行你的生前预嘱，如果你在失去决策能力之前还没有书面确定生前预嘱，你的女儿会作为受托人为你选择临终方案。我们也希望你的亲戚们能尊重你的选择，这样就可以正式签生前预嘱了。”

我走出病房的时候，感到很欣慰。这不仅因为奥布莱恩夫人理智地选择了 DNR，也因为她的女儿完全尊重她母亲独立做出的决定。而且奥布莱恩夫人和她女儿考虑得非常周到，让其他亲戚也有一种参与感，这样才能够得到亲戚们的理解，奥布莱恩夫人和女儿才会更安心一点。

患者利益优先

有的患者家属对临终方案各持己见，那种感受就像是走进了一个困局。大家犹豫不决，一会儿决定抢救，一会儿决定放弃，在僵持中患者还得继续忍受几周甚至几个月的病痛折磨，这对患者来说不是什么好事。

接下来讲的是伯恩夫人的故事。

伯恩夫人 70 多岁，患有妇科癌症。妇科癌症包括子宫颈癌、卵巢癌、子宫癌、输卵管癌、阴道癌和外阴癌。在得癌症之前，她在当地的社区活动中非常活跃，她的两个女儿住在附近，儿子住在另一个州，他们彼此关系亲密。

尽管医疗小组认为伯恩夫人已经没有治疗价值，她的女儿辛西娅仍然非常乐观，坚持为自己的母亲四处寻医。4 个月前辛西娅安排她的母亲做了肿瘤切除手术。当时医疗小组表示手术结果可能不会太乐观，建议保守治疗，但辛西娅坚持手术，而伯恩夫人本人并不想做手术，但是为了安抚女儿，她还是同意做了手术，后来，手术一并摘除了子宫、卵巢和输卵管。

不幸的是，术后手术切口不愈，形成腹部瘘管。瘘管是从肠道一直延伸到腹壁表面的粪便的通道，很难治愈。

尽管如此，辛西娅仍希望她母亲能再做一次手术。伯恩夫人在医院接受了几个月的护理之后，辛西娅把她送到养老院。但伯恩夫人觉得养老院在各个方面都没有妥善地照顾好她，比如说房间太小，服务也不够及时。所以辛西娅又将她的母亲带回医院，我又再次见到了她。

在家属会谈室，我见了辛西娅第一面。她向我透露了她的想法："我希望我的母亲可以痊愈，我要求给她最高级别的治疗。"

"你的母亲 4 个月前已经做了肿瘤切除手术，而且子宫及附件都摘除了，但是她的预后不太好，现在癌症又复发了。唯一的治疗方案就是继续切除癌变组织，但是这在很大程度上是不可能实现的，因为手术创面太大了，根本就愈合不了。而且上次手术之后已经 4 个月了，瘘管还没有好。"我苦口婆心地劝她，不要让她母亲再积极治疗了。

"求求你们，不论如何救救我妈妈吧，我很后悔之前没能给她最好的，我现在要给她请最好的医生，用最高级的药。"

"这不是你的错，"我安慰她说，"这么多年来你没有和你的母亲住在一起，你当然观察不到。这种病谁都有可能得的，而且平时也看不出来。"

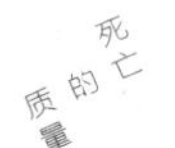

“嗯。你说得有道理。但是我早就应该多关心她，她什么时候病的我都不知道。我应该常去看看她吃的好不好，脸色好不好，一发现苗头就应该叫她早点去看医生。我现在好内疚哇，我想要一直陪着她治病。”

“这些都是你母亲自己需要做的，你不要什么都怪自己。”

辛西娅稍微放松了一点，往椅背上靠了靠，但我觉得她还在自责，只有她的母亲康复了她才能原谅自己。

这时，伯恩夫人的儿子威尔来了。几分钟后，辛西娅的丈夫、姐姐和姐夫也到了。我带他们走进了病房，伯恩夫人正坐在床上，房间里摆着一些瓶花，在这些花的点缀下，病房看起来有些生机。他们寒暄了几句后，我问伯恩夫人：“你对下一步治疗有什么想法吗？你女儿刚才和我在讨论要不要让你再做一回手术。我建议你不要做这个手术，因为癌症现在又复发了。”

伯恩夫人对着她的孩子们微微抿了抿嘴，笑了笑。

“我没什么特别的想法，”她说，“我女儿、儿子和今天在场的亲人们让我怎么做我就怎么做。”

“让我们拭目以待，看看现代医学可以做些什么。近些年来，医学一直在创造奇迹。”威尔马上接过话来，坚定地支持辛西娅的想法。

“但这应该是你个人的决定，”我提醒伯恩夫人，“有时候人们看多了电视剧，对医学抱有不切实际的幻想，其实电视剧中的情节并不真实。”

“我知道，但是我怎么都行，我听他们的。”

我请伯恩夫人的家属到医生办公室商量治疗方案，我再次向他们强调伯恩夫人没有康复的希望了，建议他们取消再做一次手术的念头。

“最好的方案就是减少痛苦，”我说，“我们建议注射麻醉剂，它的功效就是缓解疼痛，与那些用于娱乐的麻醉剂不一样，那些是违法的。伯恩夫人的手术是个大手术，需要麻醉剂止痛，特别是护士清创伤口时候，真的痛得要命。”

“注射麻醉剂不违法吗？”威尔表示反对。

“医用是允许的。”我解释道。

后来，辛西娅第一个同意了我的建议，接着大家都陆续表示同意。

当天晚些时候，护士给伯恩夫人注射了吗啡缓解疼痛。第二天，威尔理智多了。

“很抱歉，我昨天这么反对用麻醉剂，”他说，“让我妈妈少受点苦就是对她最好的治疗。有些医务人员建议姑息治疗，认为姑息治疗是最人道的做法。”

我查房时，又问伯恩夫人：“你对接下来的治疗有什么想法吗？”伯恩先生突然插了一句：“我觉得我们应该重新开始治疗，我打算将我的妻子转回到大学附属医院去。她在那里做的手术，那里的医生很了解她的病情，肯定可以再次切除复发的肿瘤。”

“但术后效果并不好，几个月了，伯恩夫人的病情也没见好转。再做一次手术对她来说只会更痛苦。”我试着去说服他。

“如果再手术一次可以切净癌细胞，能够治好，怎么都是值得的。”伯恩先生充满信心。

这次，伯恩夫人又言听计从。我已经无计可施了，只得准备资料，将她转回大学医疗中心，那里的外科医生可以参考我转过去的资料，结合她的病情并考虑是否再做一次手术，我估计他们很可能不会再给她做手术了。

我正要去前台办理转院手续，威尔来了，他说：“我觉得妈妈不该再转到那个医疗中心去再做一次手术，实际上，今天一早，妈妈最要好的闺密来病房看她了，妈妈对她说，别让人把她转到那家医院去，那样只会更痛苦。现在我才明白她一直以来经历了什么。所以我同意，她用止痛药就行了，这样她才会好受一些。我觉得到这一步了，手术也没用。”

伯恩夫人不会再做手术了，手术也救不了她。尽管辛西娅还在责怪自己未能照顾好妈妈，没有早发现病情。伯恩夫人和家人们达成一致意见，他们决定把她送到姑息治疗中心，让她在生命的最后时光中少些痛苦，多些安慰，正如他们自己说的那样——“皆大欢喜”。

晴天霹雳

有的患者及其家属很难理解各种临终方案之间的区别，无法做出选择。

索菲亚和她的儿子内森就这样纠结了好久。内森是她在当地唯一的亲人。索菲亚的其他亲人们要么已经离世，要么住在美国的另一头，在她临终时没能来看望她。

索菲亚刚过 60 岁时，经常会昏倒，一晕过去就意识不清，四肢无力。比如说，她在买东西的时候，挑着挑着就突然昏倒在柜台前，店主非常担心，让她以后想拿什么就拿什么，不要钱。她也因此往家里拿了很多免费的东西，这么看来，两眼一黑就昏倒确实给她带来了很多实实在在的好处。但与带来的坏处相比，这点好处不值一提。她总是担惊受怕，担心自己随时都会昏倒，非常尴尬。特别是和朋友在一块的时候，她一倒下去，她的那些朋友就得一边扶着她，一边跟商场工作人员解释几分钟。过一会儿她就会自己醒来，从地上一坐起来就接连道歉：“真对不起，真对不起，我没事的。”

听了她的这番话之后，我问了她一些问题，想判断一下病因，有些疾病会导致一过性昏厥，不致死。

“突然昏厥的原因是大脑供血不足，血压过低时，心脏向大脑供血的量低于正常，你可能有过这种体验，当蹲坐的时间过长，突然站起来时，眼前一黑，这就是体位改变引发低血压造成的。其他导致昏厥的病因还有紧张、发烧、剧痛、脱水、出冷汗、剧烈咳嗽、药物的副作用等。你看你有这些问题吗？”

索菲亚想了一会儿说：“不，我觉得不是这些原因。我以前是个老师，退休以后轻松多了，我没有什么精神压力。我最近也没锻炼过，没感冒过，更没吃过什么药，我吃的都是些维生素。”

那么只好查查看到底是什么病因了。几天后检查结果出来了，导致她昏厥的罪魁祸首是心脏瓣膜的问题，这极易引发心脏骤停。

“我们可以做个心脏瓣膜置换手术，”我建议她，“心脏瓣膜置换术是采用由合成材料制成的人工机械瓣膜或用生物组织制成的人工生物瓣膜替换的手术，简称换瓣。但是手术之前我们还要做些检查，评估一下可行性。”

索菲亚呆呆地看着我，像是没听懂我的话。沉默良久，她开口说：“在这方面你是专家。”她还是同意了做心脏瓣膜置换手术。

但是在给她做心脏瓣膜置换手术的过程中，我们发现索菲亚在胸腔与骨盆之间有一个巨大肿物，接着又在其腹股沟处发现一囊性肿物。心外科医生马上决定中断手术，缝合了她的伤口之后考虑下一步的治疗方案。做手术能移除这个大肿物吗？她会不会下不了手术台呢？如果没法做手术的话，我应该怎样告知她这个坏消息呢？

如果索菲亚和她的儿子内森不能理解问题的严重性，讨论治疗方案的时候就会遇到困难。我去索菲亚的病房找她的时候，碰巧内森也在。

索菲亚看上去很虚弱，她冲我笑了笑，我查看了一下插在床尾的患者信息表，得知胸外科医生、心外科医生、肿瘤科医生都来查过房了，上面记录了他们的评估意见，认为索菲亚的身体难以承受肿瘤切除手术。索菲亚已经知道了这些信息，我能做的就是建议她别再做手术了，“舒适和安慰”方案才是最适合她的。索菲亚可能不愿接受这个事实，但她必须得知道真相。

“很抱歉，尽是坏消息，”我说，“但其他医生说的都是事实。肿瘤从心脏部位延至盆腔，手术风险很大，你可能下不了手术台。从肿瘤的大小来看，生存期可能只剩两三个月的时间了，真的很遗憾。”

“怎么会这样呢？”索菲亚急着说，“我不过是昏倒了几次，还有点气喘而已嘛，怎么会这样呢？”

“你昏倒的原因是肿瘤阻塞血流，血流缓慢造成大脑供血供氧不足。”

“那你能不能帮帮我，开点药，让我的血流得快一点？”

“是肿瘤的问题，疏通血管的药不起作用。”

内森换着不同的词汇，一遍又一遍地问我同样的问题，他也并不想面对现实：为什么不试试把血稀释一下呢？我母亲的盆腔怎么会有肿瘤呢？不是搞错了吧？肿瘤怎么会使她昏过去呢？为什么不能再做个手术？心脏瓣膜换掉不行吗？还可以再做心脏瓣膜手术吗？那草药呢？草药能缩小肿瘤吧？……

他的问题一个接一个，让我应接不暇，而且我也找不出那么多的同义词表达同一个意思，这真把我累坏了。

后来，索菲亚突然说：“我不想再治了。”

“不，我们换一家医院，看看他们有什么办法。”内森说道。

几个小时后，内森给索菲亚办完出院手续就离开了。索菲亚已经服用一段时间的草药了，没什么效果。我还是坚持我的看法，索菲亚的生存期很短，除了帮她少承受些病痛之外，我们什么也做不了。

宗教和价值观的影响

宗教信仰对临终方案的影响也很大。患者及其家属执拗地坚持他们的信仰，不顾痛苦，尽一切可能维持生命。

董先生一家信奉佛教。50 多年前，他们一家从中国移民来到美国，直到现在他们还一直保持着原来的家庭传统，经常从事佛教活动。他们笃信八正道。八正道，亦称八支正道、八支圣道或八圣道，意谓达到佛教最高理想境地（涅槃）的八种修道条件。他们一家都认为必须遵守八正道，要修行，凡事往好处想。

董先生已经83岁高龄，一生中生过大大小小很多种病。除此之外，他的肺也不好，已经做了10年透析了。他身上还有很多慢性疾病和房颤。房颤是以快速和不规则跳动为特征的心律异常，其他时候还伴有心悸、昏厥、呼吸短促或胸痛。该病还会增加心力衰竭、痴呆与中风的风险。此外，董先生也已经失明5年了，常年卧床不起，吃喝拉撒全靠家人照顾，幸运的是，他的家人对他关爱有加。

实际上，董先生已经行将就木，随时都会离世，但是家属却竭尽所能想让他活得越久越好，他们把死亡看作转世。董先生的7个孩子和孙子孙女还有他的兄弟姐妹坐在我办公室，董先生的儿子向我说明了这个情况："我们信仰佛教，佛教认为一切皆苦，八正道教导我们要在苦乐中修行。只要我爸爸能活着，我们就会让他一直活下去。"

"你们要明白，董先生真的时日无多，因为他现在没有决策能力，所以你们才替他选择临终方案。我希望你们能理解，放弃抢救不等于我们不会尽力照看他，我们还是会给他必要的营养支持，也会打一些止痛剂缓解疼痛。"我试着向他们解释放弃抢救并不等于停止照看。

但这一大家子似乎根本没懂我的意思，觉得还是要按佛教传统办事。

"这不是我们想要做的，"董先生的长子说，"只要他还活着，我们就治。"

"但是，心脏骤停几分钟后，他在生理层面上就已经死了，这个时候你再怎么救他，也不过是让他再痛苦地多活几天罢了。"

"嗯，我明白了。"他的女儿好像终于理解了我的话。

但是这一家人依旧我行我素，坚持继续治疗。当天傍晚，他们一大家子人陪在董先生的身边，突然，心电监护仪嘀嘀报警，心电图已变成一条直线。顷刻间，病房里涌入六七个医护人员，他们携带着除颤器等设备，迅速展开抢救。

在抢救过程中，董先生表现得极度痛苦，尤其在电击除颤时，董先生条件反射一下子蹿起来，伴着痛苦的叫声，身体随着每次电击抽搐上蹿。（电击除颤仪放电电压可达上千伏，放电时可以导致患者出现瞬间的肢体抽搐和喊叫。）抢救成功后，他躺在床上喘着粗气，看上去疲惫至极，护士给他注射了一点吗啡镇静。

第二天早上，我去 ICU 看董先生。共有 8 位家属在陪护，他们被抢救那一幕深深地刺痛了，看到董先生生不如死的场面，他们很心疼。

“我真的没有想到他会这么遭罪。”他的大儿子说。

“我都不知道他被打断了多少根肋骨哇。”二儿子眼里泛着泪光。

“事已至此，如果他在这种情况下去世的话，我们也能接受，”大儿子表态说，“虽然我们希望他能够等到其他亲戚来告别。”

“我们会尽力的。”我安慰他们。

那天晚些时候，我对董先生进行了最后一次检查后，在查房记录上写道：“患者经服用多种血压和心脏药物后，升压失败。当前表现为肾脏衰竭、无尿、重度腹水、昏迷。”

我离开 ICU 时，觉得自己已经尽力了，我看到董先生的家人们在他临走之时赶到医院，他们围在他的病床边，为他超度，虔诚祈祷他脱离苦难，进入极乐世界，下辈子仍能投胎转世为人。

通常情况下，亲人离世前，一家人都会聚在一起表达对他的爱意，家人之间相互扶持，携手共度艰难时刻，家庭更加巩固。但有的患者因为某些原因与家人断绝了关系，就得不到家庭的温暖和支持。那个时候就算患者时日不多了，家属们也不太会来探望，要不是最后要处理丧事不得不来，零星几个亲人也不会出现。

贝蒂·奥斯汀就是这种“孤家寡人”。她今年 45 岁，因常年酗酒发展为肝硬化晚期，现在躺在 ICU。她结过一次婚，有 3 个孩子。她丈夫跟她离婚了，一是因为忍受不了她酗酒，二是因为她在 23 岁的时候，被发现搞同性恋。他搬出去独立抚养他们的 3 个孩子，而贝蒂多年来探视孩子们的次数屈指可数。离婚后，贝蒂与女友同居，在同性婚姻合法化之后她们正式注册结婚。贝蒂生活放纵，不但酗酒，还吸食多种毒品。贝蒂的父母都是保守的基督徒，反对她酗酒、吸毒、同性恋。他们认为贝蒂是有罪的，到头来是要遭到报应的。他们苦苦劝她无果后与她断绝了关系。后来她被诊断出肝硬化的时候，大家都认为她是咎由自取。

两年前贝蒂来我的诊所就诊时，已经有很明显的肝硬化代偿表现，她全身乏力、消瘦、衰弱、营养不良，出现了黄疸、腹水、浮肿、上消化道出血等症状。此外，她还有房颤。总之，她看起来糟透了。她要求我给她开点药改善症状，但我没有给她开药，而是警告她马上戒酒、戒毒。当时我建议她做生前预嘱，选择 DNR。

她说："好吧。如果我心脏骤停的话，就别救了。虽然我是烂命一条，但如果还能治好的话，你千万不要放弃我。"

"好的，你去参加戒酒、戒毒支持计划吧，酒精和毒品真的会要了你的命。"我答应她。

她狡黠一笑说："遵命，医生。"我知道她压根就没打算戒酒、戒毒，她早晚会再来看病的。

这次贝蒂因为呼吸困难住院，并被转到 ICU。

我去 ICU 看她，她正用 BiPAP 呼吸机辅助呼吸。她一下子就认出我了。

她虚弱地笑了笑："我们又见面了，医生。你说得对，一切只是时间问题。但是我真的戒不了，酒和毒品不是只有坏处，它们可以让我忘记烦恼，飘飘欲仙。我知道我的情况很不乐观。"

"是的。比上次还严重。"

她身体虚弱，无法进食，靠输营养液和呼吸机维持生命。不幸的是，两天后她陷入了深度昏迷。她的呼吸道很可能会被分泌物或呕吐物堵住，最终会窒息而死。

贝蒂已经昏迷，这次住院还没有来得及再次谈论生前预嘱，所以临终方案的事只有联系她的家属了，她跟妻子多年前已经分手了，跟父母也很多年没有联系。我们只能联系她的 3 个儿女及他们各自的伴侣。

第二天，她的两个儿子和一个女儿及各自的配偶来到医院。

“你们的母亲快要去世了，”我解释道，“既然你们是她的亲属，我想跟你们谈谈她的临终方案。”

“她的肝硬化已经是晚期了。虽然你们的母亲才 45 岁，但她的身体还不及 90 多岁的人，她以前有糖尿病、严重的营养不良、肺病、肝硬化和长期水肿。”

多年来第一次听到自己母亲的病情，他们愣在那里一动不动。

后来她的大儿子开口说：“这些我们从来都没听说过，她已经很久没和我们联系了。”

“她才 45 岁呀，应该还能治，你们能不能帮帮她？”她的女儿恳求道。

“太晚了，医学也无能为力。”我说。

“救救她吧。”她的小儿子说，他们还是不愿意让她就这样离开。

“医生，死马当作活马医吧！总要试一试。”她的女儿斩钉截铁地说。

后来我同意让贝蒂在 ICU 继续监护。3 天后，她还是昏迷不醒，ICU 的医生给我的诊所打电话问：“贝蒂快不行了，要执行抢救方案吗？”

我知道我们需要马上决定临终方案，但问题是大家还没有达成一致意见，所以我又召集他们一家，重申：“用什么医疗手段都治不了了。”

但是他们还是不愿放弃，她的大儿子代表全家质疑我的诊断。

“你凭什么百分百肯定我妈妈就会死？”

关于这个问题的回答，我从没变过：“医疗小组的诊断是一致的，几乎每一名医生都认为除了气管插管就没别的办法了。”

“贝蒂之前说如果心脏骤停的话，想走得体面一点。你们也明白，抢救就是涉及肺和心脏。目前她的心跳还有，但是呼吸的问题没有办法解决。就算给她气管插管，她也醒不过来了。我想如果你们的母亲没有昏迷的话，她肯定会选择撤掉这些管子，安然离世。”

但是我无法说服他们，他们还是坚持要抢救。他们为什么要这样做呢？当初他们选择疏远酗酒、吸毒的母亲，现在又为何固执地要掌控她的生命呢？他们为什么这么坚定地违背她的意愿，反对医生的诊断呢？

很难知道真正的原因，但是我想他们是出于内疚吧。他们本该早一点伸出援手，阻止贝蒂继续毁了自己，帮助她重获新生，但是他们没有，他们选择了逃避，他们曾为自己的母亲感到羞耻，又或许仅仅是出于亲情，尽力救她吧。

不管他们这么做的原因是什么，我能做的就只有这么多了。他们不顾我和其他医生的建议，选择给他们的母亲插管。没办法，他们有权那样做。虽然他们的做法有违贝蒂的个人愿望，但她的命运掌握在孩子们的手里。几天后她走了，算是一种解脱，她的孩子们也觉得他们已经尽力了。

自私的家属

许多家属选择的临终方案不够明智，但他们那样做的出发点是以患者的利益至上，虽然他们对临终医学的认知不足导致了错误的判断，但他们实际上很无私，把个人需求放在一边，所作所为符合道德和信仰的要求。只有个别家属会不考虑患者的福祉，将个人的需求放在第一位。这就是发生在汤姆森身上的事。

汤姆森是一名老兵，80 多岁，他的女儿金送他到医院看尿路感染。他的病历表可见早期意识障碍、帕金森症及中风后导致的偏瘫。

他言语不清，行走需要他人搀扶。汤姆森已经理解不了什么抢不抢救的问题了，他只能听懂一些最简单的指令，如站起来、坐下、向左走、向右走，除此之外，其他的他都听不懂了。

“总的来说，你父亲的身体问题不少，目前判断他的时间不多了。因为他失去了决策能力，需要你来替他决定临终时是否抢救。我建议不要抢救。”我快速地向金介绍了汤姆森的病，希望金能为汤姆森选择临终方案。

“你说得对，这对他来说是最人性化的办法了。”金很快就决定放弃抢救。

但是后来当汤姆森因癫痫发作呼吸困难而住院时，一切都变了。汤姆森的情况进一步恶化，甚至都不记得自己叫什么，也认不出他的女儿了，他随即被送入 ICU，用上了呼吸机。

金和我一起站在走廊里，目送汤姆森被推进 ICU 后，我们一起到我办公室商量汤姆森的临终方案。

我从办公桌抽屉里拿出汤姆森的资料，翻了几下，看到了他两年前签的生前预嘱。

“之前的生前预嘱是 DNR，”我说，“我们肯定会尽力照顾你父亲，但是在他要走的时候，我们就不会抢救他了，所以我们应该做好准备。”

我以为一切会按计划进行。

“撤销 DNR，改成全力抢救。”金突然说。

“你不是认真的吧？”我非常诧异。

“你得承认这个事实，我的一个律师朋友帮我起草了这份委托书。我爸爸要是死了，我就没法继续领他的养老金了。所以我要求你撤销 DNR，改成全力抢救。”金边说边递给我一份委托书。听到这番话，我简直不敢相信自己的耳朵。

汤姆森的妻儿们都走了，所以金作为汤姆森唯一的直系亲属的确有权利代表她的父亲，但是我不禁想，仅凭这份文件就可以撤销汤姆森之前签的生前预嘱吗？金的所想所为违反伦理，我质疑金是否还有资格做她父亲的受托人，因为受托人应代表委托人的最佳利益。而全力抢救完全违背汤姆森的利益，对他一点好处都没有。

如果家属凭借受托人的身份做一些违背患者最大利益的事，会怎样呢？就这个案例而言，金的做法完全违背道德，她不配做她父亲的受托人。但不管医疗小组的医生们有多么无语，我们也不能为他做些什么了。这个时候没有人会否认金的法定身份，也没人会去挑战她的权利。虽然这对汤姆森来说一点都不公平，但是目前医院也不可能不惜成本去起诉金，打个官司要花上好几年的时间，没人愿意这样做。

金撤回 DNR 后，走出我的办公室。我感到非常沮丧，心情久久不能平复。

谁来负责？

外阴癌患者贝蒂·墨菲 55 岁，生病前她社交生活十分活跃，经常参加慈善晚会和各类茶话会。

外阴癌是外阴的恶性肿瘤，其中以原发性鳞状上皮癌为主，继发性恶性肿瘤少见，最常发生在大阴唇，其次是小阴唇、阴道前庭及阴蒂等处。首先出现局部结节或肿块，并逐渐增大，坏死，破溃，感染，分泌物增多，伴有瘙痒疼痛感。肿物可呈乳头状或菜花样，并可迅速扩大，累及肛门、直肠和膀胱等。贝蒂做过几次切除手术，但癌细胞总是复发。

现在贝蒂因为尿路感染，引起尿源性脓毒血症。我对她进行抗感染治疗后，情况已经有所好转。但是癌症或感染有朝一日还是会复发，万一治不了了，就得需要临终方案。

我去病房找她谈生前预嘱。她正坐在床上，她母亲坐在床边握着她的手，眼里满是怜惜。

“你决定好了吗，到时候要不要抢救呢？”我问贝蒂。

“我父母已经替我签了生前预嘱了，不抢救。”她回答道。

“不不不，你不该这么做。还有我呢，我与妈妈的关系比外公外婆更亲近哪。医生，无论如何你得尽力救救我妈妈！”贝蒂的话音刚落，她的女儿妮可立马插嘴说。妮可30多岁，前不久才刚刚做了妈妈。

听到这里，贝蒂的脸上掠过一丝惊讶的神色，她动了动嘴唇，但是什么也没说，可能她不想引起女儿和父母之间的争执。

我检查了贝蒂的生命体征之后，示意妮可去会议室商量她母亲的病情。我还没开口，妮可就先发制人。

“听着，医生，如果我母亲心脏骤停的话，无论如何你得让她活下来。我母亲的事我负责。”

“这个我们做不到，根据法律我们要尊重的是患者本人的意愿，而且贝蒂的丈夫也是这个意见，所以我们是不会执行抢救方案的。”

“但他不在这里呀，现在他不在，我在呀，那我就有权决定，不是吗？”

“不是的。这不是谁在谁不在的问题。我们遵守的是患者本人的意愿。现在贝蒂的口头生前预嘱是DNR，接下来，我们要签书面的生前预嘱。我们只能按照患者的生前预嘱执行，别的什么也不行，但可以肯定的是，我会再次跟你母亲确认一下她委托你外婆做的生前预嘱是否合法。”

妮可点点头说：“那好吧，我再等等，先看合不合法。”

然而，我还没来得及再跟贝蒂确认，第二天，她的病情就恶化了，心跳和呼吸都停止了，值班医生打电话跟我说他现在很为难。

“我不知道要怎么做了。我以为她病历上写着不抢救就是不抢救了。但是她心脏骤停的时候，她女儿就在病房里，她执意要求抢救她母亲。然后我们就开始给贝蒂做心肺复苏，不然她可能真的就死了，根本就没时间讨论到底要不要抢救。”

我根本不知道该给他点什么建议，我得思考一会儿。此时，心肺复苏已经做了一会儿了，所以谁有受托权一点都不重要了。正常情况下，贝蒂本人无法决策时，她的丈夫才是第一受托人，而且他与贝蒂的父母意见一致。但问题是贝蒂病情突然恶化时，待在病房里的人是贝蒂的女儿妮可，而不是贝蒂的丈夫。所以到底要怎么做呢？贝蒂的丈夫不在场，贝蒂的女儿就能决定到底要不要抢救吗？从法律层面上来讲并不是这样的。临床中遇到这种状况，医生会在事情变明朗之前一直抢救患者。

那边医疗小组在对贝蒂实施心肺复苏，这边我给妮可打电话劝她抛开受托权的问题，先想想看哪种方案更人性化。

“我不管。我人都到这里了，我要你们尽一切力量救我母亲。”她的语气不容置疑。

是否抢救，这事在法律层面上非常棘手。如果贝蒂的生前预嘱DNR有效的话，抢救意味着侵犯人身权利，医院可能会被起诉。但是时间拖得越长，越影响抢救成功的概率，所以我做了一个理智的决定：让医疗小组继续抢救工作。这样做不是因为妮可比她的父亲更有受托权，而是医院可以少承担一些风险，万一贝蒂女儿的受托权生效，医院就不会因为没有抢救患者而被起诉。

我立即通知抢救医生继续抢救。后来，贝蒂抢救成功了，她清醒了过来，而且表示看到女儿陪在身边感到很安慰，妮可激动得泪流满面。但是第二天晚上，贝蒂就走了，她安详地离开了这个世界。妮可似乎也接受了这个事实，她已经尽力了。

我也想搞清楚，当患者本人无法表达他们的意愿，而家属之间对于临终方案意见不一时，医疗小组到底该听谁的？当然最好的办法就是召集所有家属，将患者的病情详细地解释给他们听，这样的话他们就更能理解现代医学的局限，达成一致意见。

可惜的是，很多人都幻想医生能实现奇迹，他们需要明白药物对重病、重度损伤、感染等作用有限。根据我的经验，患者在正常标准下已经死亡，经抢救后复活的只占 10% ~ 15%。绝大多数情况下，抢救意味着延长患者的死亡过程，延长疼痛的时间，所以人道的方案是不抢救，让患者安详地死去。

除开所有医疗、法律因素，患者或其受托人可以决定临终方案。医生只能给出一些建议，或是按照患者或其受托人的意愿行事。如果情况混乱的话，在法律层面也没有明确的解决方案。就像贝蒂这种情况，最保守的方法就是全力抢救。如果结果证明抢救是正确的，患者经抢救后至少可以活下来。另一方面，万一法律认为 DNR 是正确的，医院可以辩护自己在法律不能明确的情况下选择更为保守的方案，结果不太会被诉讼或处罚。因此，在受托人身份不确定的情况下，对医院来说，抢救可能是最佳方案。

总结

前文提到过，患者家属可能会反对患者本人选择的临终方案，家属之间也会意见不一致。这时，可能需要更长的时间才能讨论出结果。

虽然医疗小组认为最为人道的方案是 DNR/DNI，但他们也只能建议罢了，最终的方案还是得由患者本人决定，患者无决策能力时，由患者家属作为受托人决定。

然而，这个问题就复杂在当意见不一致时该由谁来做决定，确定受托人不仅取决于他与患者之间的亲密程度，还取决于命悬一线时，受托人是否在场。当患者突然改变主意，或是更换受托人时，该怎么办？律师认为这不是简单的谁说了算的事，结果要取决于多种因素。当然，最理想的办法是医生尽全力协调患者和家属一起决定临终方案。

第十一章

复杂难懂的临终治疗方案

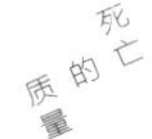

患者及其家属在选择临终方案时举棋不定，可能是因为他们不了解生命在最后阶段的状态，也不知道有哪些方案可选。他们通常以为生与死之间只有一线之隔，但事实上死亡是有阶段性的，脑死亡与躯体死亡之间存在差异。脑死亡患者在营养支持和呼吸机的辅助下，还有生命体征，躯体还活着，这时，我们无法确定患者是否仍有痛感。但我们还会给他们注射吗啡，以确保他们感受不到疼痛。脑死亡患者是活着，还是已死亡？患者本人或家属希望他们以这种状态继续活着吗？

对于患者家属来说，这些都是很难回答的问题。面对死亡，患者及其家属正经受着极大的恐惧和焦虑，每个人都很艰难。尽管如此，我还是会尽我所能向他们解释各种临终方案之间的区别，提出我的建议。本章分享的病例因患者对临终医疗缺乏了解，在选择临终方案上一头雾水。

我听不懂

信息不对称会影响患者做出知情决定，弗洛伦斯就是这样一个例子。她 85 岁，患有慢阻肺。正如前几章所描述的那样，随着时间的推移，慢阻肺患者的进行性肺损伤加重，出现呼吸困难。

弗洛伦斯住在一个退休社区里，有一个家庭护理员照顾她，费用由社保支付。弗洛伦斯现在基本上是一个人生活，她的女儿切丽丝住在加州，她们每两周打一次电话，保持定期联系。弗洛伦斯以前偶尔也参加一些社交活动，比如晚上看看电影、打打桥牌。但是从去年起，她开始行走不便，连去杂货店买点东西都力不从心，更别说参加集体活动了，她大部分时间宅在家里看电视。

一天傍晚，弗洛伦斯正在看电视，突然喘不上气，双手扼住喉咙，从椅子上摔了下来。家庭护理员立马冲过去为她做心肺复苏，同时打电话叫救护车。救护车赶到时，弗洛伦斯的病情已经稳定下来，可以自主呼吸了，但是呼吸仍急促、吃力，随时都可能骤停。

救护车很快把弗洛伦斯送到医院，护士把她安顿在病房住下来之后，开启了挂在墙上的监护设备，通过摄像头观察和记录她整个晚上的情况。这样，医护人员可以随时观察到她是否出现呼吸骤停，一旦发生呼吸骤停，医生可以及时处置，监护数据也可以作为日后诊治的依据。

对症治疗一段时间后，弗洛伦斯的呼吸恢复正常。之后又观察了两天，急诊医生认为慢阻肺的症状得到了控制，呼吸和脉搏检查结果正常，就让她出院回家了。

然而一周后，家庭护理员又把她送回了医院。

我给她做检查时发现她的病情非常严重，认为她不太可能离开医院了，是时候进行一次关于生前预嘱的谈话了。在此之前她从未想过要做生前预嘱。

我向她解释 DNR/DNI，还没说几句，她就打断我，茫然地看着我说：“这些我都不懂，心肺复苏、呼吸管理，还有一些七七八八的术语，弄得我一头雾水。有这么麻烦吗？不就是一阵咳嗽之后，要么一口气喘不过来，就憋死了，没憋死，就活下来了呗。”

于是我只能换一种方式，用更简单的外行话再给她解释一番：

"如果你选择了全力抢救，就是说要求医生尽一切力量抢救。一旦你停止呼吸，医生就会立即执行心肺复苏术，使你恢复呼吸。但是如果你在一定时间内还是做不到自主呼吸，医生就会给你做气管插管术，也就是把一根管子插入气管，作为你的主要呼吸管道，你会一直连着这根管子，直到恢复自主呼吸为止。"

"如果是这样的话，插管是可以的。"她说。

但她不明白——或者说不想明白——即使抢救成功，她的病也不会好的，依赖插管维持生命和治愈是两回事。病情处于早期阶段尚有治愈机会，但如果已经发展到晚期，患者身体状况很差，即使有气管插管辅助呼吸，也是奄奄一息。处理临终问题是我的职责，我会帮助患者知晓他们的生命旅程已到尽头，这样他们就能做好离世的准备。

"心肺复苏术的目的是使心脏恢复跳动。医护人员会对你做电击除颤，用除颤器的电流刺激心脏跳动，还会做胸外按压，按压部位在胸部中部，按压使胸下陷约 2 英寸，每分钟按压 100 次。遗憾的是，人到了五六十岁，骨质会疏松，在做心肺复苏的过程中会发生胸骨或肋骨骨折。"我停顿了一下，看看她是否能跟上我的思路，然后接着解释心肺复苏术。

"在此过程中，医护人员也可能会做心包穿刺抽液，就是将穿刺针刺入心包膜腔，抽除积液、积血或积脓。极端情况下，如心脏手术中途发生心脏骤停，手术医生可能会手动挤压或按摩心脏使其再次跳动。"

"啊？那不是很疼嘛，我可不想让你们在我身上搞这些东西。"弗洛伦斯连忙说。

我在生前预嘱单上勾选了 DNR/DNI。

"好的，你选择了 DNR/DNI。从本质上讲，这涉及心肺复苏和气管插管两种抢救方式，因为心跳和呼吸是分开停止的。当心跳先停止时，几秒钟之后呼吸也停止，而呼吸先停止时，几分钟后心脏才停止跳动。"

"有些原因，比如服药过量造成的呼吸骤停，呼吸比较容易恢复，有些不可逆转的疾病造成的呼吸骤停，比如严重的肺病已经造成了肺损伤，恢复呼吸就很难了。如果你将生前预嘱更改为 DNR，只要你的呼吸停止，医生马上实施抢救。通常这些努力都是为了恢复呼吸，所有抢救干预都要在几分钟之内实施。如果心脏停止跳动，大脑停止供血，人就会在 2 ~ 3 分钟内死亡。但是呼吸骤停则有几分钟到一两个小时的抢救机会。"

"哦，我有点明白了。"弗洛伦斯看上去若有所思。

"这就是最好由医疗小组来决定临终方案的原因。"我继续说道。

听完我的话，弗洛伦斯陷入了沉思。科学和医学是最佳技术组合，训练有素的医疗团队能够应用先进的技术抢救生命。然而，这些技术非常复杂，无法向一个对此知之甚少的患者解释清楚。例如，全力抢救是一系列复杂的过程：用气管插管保持气道畅通，同时还要执行胸外按压、电击除颤、心内注射、抽取心包积液、注射肾上腺素和抗心律失常等药物……但我认为既然弗洛伦斯已经同意将临终方案改成 DNR，她就不需要再了解这些细节了。

弗洛伦斯的眼神怔怔的，好像对我讲的一大堆信息还没反应过来，但她最终还是点点头说："就这样吧。"

"很好。"我马上将生前预嘱书修改为 DNR。

"这些信息乱糟糟的，我说不上自己是否理解对了，但我觉得你知道什么对于我来说才是最好的。只要舒舒服服就行，我也不在乎少活几天。但如果我真要去见上帝了，我可不想逞强。躺在床上，身上插着一堆管子。我不想把所有的罪都受一遍，难道活着的代价就是受这份罪吗？我也活够了，现在可以去见上帝了，我已经准备好了。"

"你做了一个明智的选择。"我安慰她说。

我离开她时心情愉悦，很高兴自己能花些时间帮助她理解她的选择和未来要发生的事情。在我的帮助下她决定放弃抢救，这样她在告别这个世界的时候就会走得平静、安详。

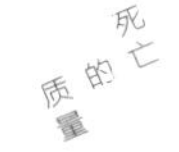

重大误解

我已经向患者及其家人详细描述了各种临终方案后，他们还是会觉得信息不够多，不知选哪个才好。而有时，他们的信息不是少而是太多，他们被各种信息所困扰，不知如何选择。

这种体验有点像你正在高速公路上开着车，看到前面有导向标志，上面的箭头指向不同的出口。你正在努力分辨哪个箭头指向哪一条路，而这时后面的车开始排起了长龙，你感觉自己进也不是退也不是，必须选一条路走，但却无法当机立断该走哪条路。

哈里斯太太 89 岁，以前是一名小学教师，退休后在社区做志愿者，参与多个儿童服务项目。一步入 80 岁，她就发现自己的世界越来越小，她没有那么多精力去做志愿者了，从前常常和她约会一起吃午饭的朋友们有的搬到养老院去了，有的去世了，许多亲戚也相继去世，可联系的人也越来越少了。她与儿女关系密切，但是很不幸，两年前她的儿子遭遇车祸身亡，好在她还有一个女儿，所有的治疗方案都由她自己和她的女儿帕姆决定，所幸的是，帕姆很尊重她的意愿。

我第一次见到哈里斯太太时，她心肌梗死很严重。心肌梗死是心脏缺血缺氧而引起的心肌坏死。她的心脏泵血能力低于正常水平，她以前的心脏射血分数是正常的，为 55% ~ 60%，但现在只有 30%。血液向大脑供氧的速度减慢，导致反应迟钝，思考能力下降。我诊断她有充血性心力衰竭、肺部积液和肾衰。最糟糕的是肾衰竭，体内毒素堆积，无法排出，导致她出现虚弱、呼吸急促、嗜睡和意识模糊等症状。

我建议她多休息，给她开了包括利尿剂在内的改善心肾功能的药物。尽管高龄患者康复得慢，但我认为这些治疗就够了。

两周后她又被送回医院急诊。她的病情并没有向好的方向发展，她胃口不好，吃得太少，瘦了大约 10 磅，面容憔悴。她虚弱得坐不住，站不稳。体温和血压都在下降——这是重要脏器正在衰竭的迹象。

现在看来，哈里斯太太的主要问题不再是两周前治疗的急性心肌梗死和肾衰竭，而是她即将走到了生命的尽头。我查看她的病历后发现，她的生前预嘱单上选择的是 DNI。这个方案意味着，当她呼吸停止时，即使心脏还在跳动，也不会得到必要的呼吸支持，很可能在几分钟内死于缺氧。相反，如果她只有一个选择，她应该选择 DNR。我告诉她应该选择 DNR 而不是 DNI，建议她纠正这个错误。

“DNR/DNI 到底是怎么一回事，我真的不太了解，即使了解也只是一点皮毛，我不知道该选什么，请告诉我女儿该怎么做。她为我选择了 DNI，她肯定是认为 DNI 对我是最有利的。”她向我抱怨道。

她之前的医生给了一个错误的建议，这种事时有发生，因为许多医生对临终治疗方案并不完全了解。

后来我和帕姆沟通时，发现帕姆也同样困惑不已：“我现在很为难，不知道替我妈妈选择哪个方案才好，道德、医疗、法律、宗教和家庭责任，所有这些因素都要考虑，压力太大了。”

“我们家有些亲戚是医生，他们出了很多主意，我才选了 DNI。这些对我来说，有点太专业了，我其实根本搞不清楚他们告诉我的那些信息。具体怎么抢救，会出现哪些问题，对这些我都是一知半解。而且我也在考虑我妈妈的意愿，她曾经说过希望全力抢救，所以我没有同时选择 DNR。”

我意识到她完全被搞糊涂了，一来是因为她自己不懂医，二来是因为受到不熟悉临终关怀医学的医生的影响，给了她错误的指导。

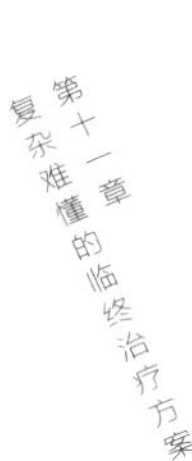

“很不幸，你应该做的恰恰相反。”我说，“没有氧气是无法成功实施心肺复苏的，如果选 DNI，她就得不到氧气支持。你妈妈真正需要的其实是气管插管，而不是心肺复苏。如果你打算抢救的话，选择 DNI 就没有任何价值，你应该选择 DNR。全力抢救只会延长你母亲的痛苦，一旦她的心跳停止，就是让她安然离世的时候了。”

“谢谢你的解释，也许我应该选择最人道的做法。”帕姆说。

我很高兴能够帮助哈里斯太太的女儿认识到，延长生命不等于延长有质量的生命。最好的方案是 DNR，这样她离世的过程不会过于痛苦。现在她们对自己选择的方案有了一个更清楚的认知。

第二天早上，护士告诉我，哈里斯太太母女俩决定同时选择 DNI 和 DNR。届时，医疗小组会采用标准的临终治疗方案——“舒适和安慰”，帮助她减少痛苦，顺其自然地走完人生的最后一程。

这些信息太专业了

当生前预嘱是 DNR/DNI 或全力抢救时，执行相对简单明确。但如果患者只选了 DNR，那么他可能还要面对 DNR 下的很多子项。这些子项是各项具体的抢救措施，相互搭配出不同的组合方案，这不仅令患者感到困惑，甚至急救医生也常为此头疼。患者及其家人面对死亡正承受高强度的压力和情感挣扎，他们无能力也无心比较哪个组合方案更好。急救医生必须与时间赛跑，有时他们对最佳治疗方案并无把握，但时间不等人，他们必须迅速行动。

特蕾莎 60 多岁，患上了慢性肺病，病因是过度吸烟。她的生前预嘱是 DNR，现在的问题是如何处理这个预嘱。在病情尚未很严重时，她带着吸氧瓶仍然可以外出购物或开车去城里办点事。后来，她发现自己的精力越来越不济，以前做的许多事情现在做起来力不从心。她来找我谈，想提前做好临终准备。

特蕾莎情绪不错，看上去一脸轻松，她开玩笑说：“我知道，上帝召唤我了。我不想全力抢救，我不要气管插管。身上插着七七八八的管子，看起来像一个针垫子。哦，上帝，我可绝对不想那样。时候到了我就走，不拖沓。”

“那让我给你解释一下还有哪些可选的方案。”我说。我很高兴看到特蕾莎对待死亡安然若素的态度。面对死亡，许多患者及其家人或惊慌失措，或悲痛不已，他们无法冷静、理性地看待生命的过程，很多人（包括受到过高等教育的人）对重症医学知之甚少，他们对医学术语缺乏了解，更不了解抢救程序及具体操作细节。

"首先要明白的是，"我对特蕾莎说，"针对心跳骤停与呼吸骤停的抢救程序是分开的，所以才有两种不同的方案。DNR 的目的是不恢复心跳，而 DNI 的目的是不恢复呼吸。"

特蕾莎轻拍着氧气瓶，深深地吸了一口气："当然，我能理解，医生。万一我突然一口气没喘上来，而留下的生前预嘱是 DNI，你不会给我上呼吸机。"

"没错。"我说，"你也可以只选 DNR，不选 DNI。这样抢救时就可以用呼吸机辅助呼吸。"

"好吧，这听起来更适合我。"

"另外，你也可以选 DNR 子项组合方案，我知道这很复杂，很难向没有医学背景的人解释清楚。即便是医学院的学生也很难一下子搞清楚，但我试着解释解释吧，希望能帮你做出明智的选择。"

"太好了，我也正想了解一下。我做过股票经纪人，后来改行做房地产，在这些工作中都需要为客户提供知情信息。"

"好，生前预嘱是可以修改的。现在我们来谈 DNR。虽然你只选了 DNR，但你实际上同时拒绝了三个子选项。第一个是使用抗心律失常药物。抗心律失常药物是用于治疗心脏节律紊乱的药物，也就是防治心动过速、过缓或心律不齐的药物。心律失常是猝死的常见病因。各种心脏病患者都可能伴有心律失常，如冠心病、心肌缺血、风湿性心脏病、高血压性心脏病、先天性心脏病、心肌炎、原发性或继发性心肌病、心脏传导系统疾病、肺源性心脏病等。抗心律失常一线药物是阿托品，备选药物有肾上腺素、多巴胺和胰高血糖素。但这些药物如果使用不当也会导致新的心律失常。"

特蕾莎说："我没有意识到，心脏问题这么复杂。但如果我的心跳停了，我就不要用这些药了。"

“你拒绝的第二个子选项是抗低血压药，突发心脏病、大出血、休克、过敏时，血压会显著下降，需要升压药治疗。抗低血压药的作用是通过收缩动脉和静脉，或者提高心脏泵血的速度和强度来使血压上升。有些药你可能听说过，比如去甲肾上腺素、肾上腺素和多巴胺。”

“嗯，我不想用这些药。”

“很好，”我说，“这些药对较长期的低血压，如晚期肺病等严重疾病引起的低血压，疗效尚不确定，只对暂时和短期低血压才有效，比如禁食引起的低血压。”

看到特蕾莎点点头，我接着往下说。

“你拒绝的第三个子选项是心肺复苏。心肺复苏的方式有胸外按压和电击除颤，此外还有一种不太常用的措施，即心包穿刺。但是很难详细解释这三种急救措施怎么用，什么时候用。只有训练有素的医生才能根据当时的情况决定最佳方案。所以你最好不选择，由医生根据当时的情况决定。你可能会感觉这与在豪华餐厅点菜有点类似，每一道菜都要单独选，价格也不一样。而在简餐餐厅就不用这么麻烦，他们会提供套餐，可额外加一两个菜，或换一两个菜，比如在薯条和沙拉中选一样。”

“这个我能明白，”特蕾莎说，“我有时候和朋友去中国餐馆吃饭，那里的菜单很复杂，菜单上一道道菜都单独列出，我们得选选配配，要花二三十分钟才能下单。”

“对，DNR 子项组合方案就像这样。对于患者来说，要决定具体的细节是非常困难的，因为这超出了他们的认知和理解。很多医生对这些细节也不太清楚。讨论死亡方式就已经够难的了，这么多复杂的子项会令人更加不安。”

“你说得太对了！我尽量做到冷静、理性，我本想提前做好规划，但现在感到很迷茫。”特蕾莎说道。

“这个很正常。”我心里在想，为何把生前预嘱单设计得这么复杂呢？医生把患者的信息输入电脑，电脑就会自动生成一份清单，上面列出各项子项，然后医生不得不从中选择搭配。

“根据你的情况，我建议你不要选择 DNR 子项，这些超出你的能力，你没法指定想要哪个急救措施，不要哪个急救措施。到时候只管交给医生吧，由他们决定到底用什么方案。”

特蕾莎最后采纳了我的建议，她终于选择了 DNR/DNI，而不是复杂的 DNR 子项组合方案，之后她感到如释重负。

及时签署正式生前预嘱的重要性

有时患者只做了口头 DNR/DNI，医生之间没有及时沟通信息，这导致对不想抢救的患者实施了抢救。每张病床的床尾处都插有患者信息卡，信息卡上有诊断、预后和生前预嘱等信息。所有负责该患者的护士或医生都可以从信息卡上得知该患者的治疗过程，所以，即使填写信息卡的医生不在，其他医生也可以根据卡片上的信息继续治疗。但有时患者病情突然危重，医生们迅速投入急救，没及时获得患者曾做过口头 DNR/DNI 的信息。

阿姆斯特朗年过八旬，曾是一名成功的商人，退休后生活悠闲，经常打高尔夫，到处旅行。他体态较胖，饮食油腻，患有心脏病，几次发病后，他病倒了。当我在病房里见到他时，他被扶坐在床上，我向他解释了各种临终方案。

他默默地听我说了一会儿，仿佛在思考我刚才说的话。有那么一会儿，我担心他是否能充分理解我的话，因为他看上去不可捉摸。时而他表现得很专注，就像首席执行官在认真思考公司的重大决策一样；时而他表现得很涣散，要么是在开小差，要么显得呆呆的。

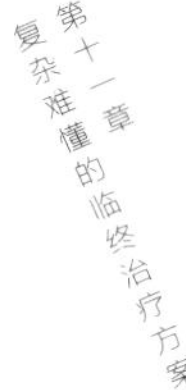

“你明白我刚才说的话了吗，阿姆斯特朗先生？”我问。

他的身子猛然挺直，他抬起头看着我，就像一个在训练中心不在焉的士兵被教官突然点到名字一样。

“是的，我都听到了，我知道自己要做什么。我不想抢救，那听起来很痛苦。为什么要延长痛苦呢？大家都知道我很快就要死了，我宁愿死时痛快一点。”

“很好，阿姆斯特朗先生。我尊重你的意愿，我已经记下了。”

我将 DNR/DNI 记录在病床床尾的信息表上，但没有立即填写正式的生前预嘱，在和他家人讨论之前，我不能填正式预嘱，因为我还不确定他的认知状态是否足以做出重大决策，但这后来成了遗憾。他的家人们想不惜代价全力抢救，可以使他多活些日子，而且阿姆斯特朗先生并没有向他的家人表示过放弃抢救的想法。

我和阿姆斯特朗先生谈话后的第二天，他心脏骤停了，不幸的是，当时我不在医院。

护士立即打电话告知我他的情况。我说：“阿姆斯特朗先生已经向我申请了 DNR/DNI，但那不是正式的生前预嘱，因为考虑到他有点意识不清，我们需要让他的家人参与讨论后才能确定。”

护士核对了一会儿患者信息卡后说：“我明白了，缺乏正式的生前预嘱。他的家人今天下午来医院时看到他的精神状态时好时坏。我告诉了这家人阿姆斯特朗先生放弃抢救，但他们要求全力抢救。现在我真的不知道该怎么办了。”

“但是患者不想……”我的话还没说完，就被护士打断了。

“我知道，但他的意识有点问题，也许他的决定会遭到家属的反对。所以我想最好、最和平的方法就是在你赶到医院与家属讨论之前继续做心肺复苏，抚慰家属。”

我知道抢救并不符合患者的最佳利益，只会延长阿姆斯特朗的病痛，几天后他还是会去世。我赶到的时候，他的妻子和三个女儿已经等在办公室里，都眼泪汪汪的。

“他被送进了 ICU，现在正在抢救。”他的妻子哭诉道。

“一定要把我爸爸救回来，花什么代价都行。”一个女儿插话说。

我拿出阿姆斯特朗的患者信息卡，这是我刚刚从他的病床上取过来的。

“我知道你们很爱他，很关心他。但我想解释一下抢救是怎么一回事，为什么现在对他来说抢救真的不是最好的方案，那不是他的意愿。”

我把阿姆斯特朗的患者信息卡推到桌子对面：“你们看，他要求不抢救。”

然后我向她们罗列了心脏骤停会对他造成的损伤，告诉她们抢救会加重这些损伤，在这种情况下不抢救对他来说是最优方案。

“你们看，心脏骤停和心脏病发作是两回事，心脏病发作只是心跳暂停一会儿，然后就可以恢复，所以很多患者心脏病发作后还会康复。但心脏骤停时心跳完全停止，并造成广泛的损伤，尤其是对大脑的损伤。考虑到阿姆斯特朗的心脏病史，即使抢救回来后，他再次发生心脏骤停的可能性更大。在抢救过程中，肋骨可能会骨折，即使恢复了心跳，他也不得不依靠呼吸机维持生命，但没几天他还是会死去，也许更快。”

听到这些，阿姆斯特朗夫人和她的女儿们一致决定不该继续受罪，而是停止抢救，一切顺其自然。

我离开时，看到她们相拥哭成一团。我很欣慰自己能帮助她们理解什么方案对阿姆斯特朗才是最好的。当晚晚些时候，在他家人的要求下，医生拔掉了阿姆斯特朗的呼吸管，随后他安详地离世了。

后来在做反思总结时，我意识到仅仅将患者的生前预嘱方案写在患者信息卡上是不够的，还有必要与治疗小组的其他医生沟通。以阿姆斯特朗为例，他突发心脏骤停时，我不在场，其他医生在未看到正式生前预嘱的情况下，会实施抢救。全力抢救大戏每天都在上演，而选择 DNR/DNI 或 DNR 子项组合则需要一个过程，不是马上就能决定的，有时家属们要花好几天时间经过几次家庭会议才能确定。

阿姆斯特朗家人的初衷是全力抢救，但当她们知道所有的医疗手段都无回天之力后，愿意接受他本人最初的决定。这个病例给我们的启示是，每一个人，包括患者、患者家属和医疗团队，都需要充分了解抢救到底是怎么一回事，在什么情况下抢救对患者有益，在什么情况下抢救对患者不但无效，而且会造成严重的伤害，这样大家就更能理解为什么 DNR/DNI 是最人道、最合理的方案。

打消疑虑

死亡的过程可能会长达数月，当死亡的幽灵真正降临之时，患者及其家人可能会忘记他们几个月前选择 DNR/DNI 的初衷。所爱的人将永远离开，通常家人都悲痛万分，失魂落魄。这时，生前预嘱可以提醒他们怎样做才是正确的。

辛普森先生 60 多岁，无一技之长，做过车间工人和养路工人。他一生未娶，没有子嗣。他独自生活，下班后就去酒吧，还经常喝得烂醉。他之所以这样，是因为他喜欢酒吧的氛围，闪烁的灯光，喧闹的乐曲，开心的酒客，这样的社交氛围能使他忘掉孤独。

他被送到医院几周后就去世了。他患的是肝性脑病，这是一种大脑功能异常的疾病，通常是暂时性的，由肝脏功能障碍引起，大脑活动量往往会随着时间的推移而减少。结果，他越来越难以集中注意力，记性很差，日常生活都难以应付。他昏睡的时间越来越长，起床后无精打采，经常忘事。有时直到厨房冒烟了他才发现煮饭的锅烧焦了，还有几次看到浴室的水流进了客厅他才想起放洗澡水的水龙头没关。房东担心他早晚会惹祸，就收回了房子。

他有一个 50 多岁的妹妹朱迪斯，是他唯一的亲人。朱迪斯把他送到养老院住了几个月。后来他病情恶化，她就把他送进了医院。

辛普森先生不爱惜身体，而且长期酗酒和营养不良，最终吃尽了苦头。尿道感染、前列腺肥大导致尿潴留、胃出血、糖尿病、肾衰……他的病列起来一长串。

有段时间，辛普森先生的透析治疗很成功，出院后回到了养老院。但是仅一天后，他又因肺炎和肠道感染被送回医院。其中肠道感染引起严重的腹泻，他吃不下东西，伴有严重的脱水。

考虑到他病情危急，意识不清，我向他的妹妹朱迪斯通报了病情，告诉她辛普森先生没有康复的机会。最后我安慰她说："我向你保证，如果他有康复的可能，我们将尽最大的努力治疗。但如果没有治疗价值，这种可能性很大，他心脏或呼吸骤停时，我们会为他减轻痛苦，让他安详地离开。"

"谢谢你告诉我这些。"朱迪斯说，然后在生前预嘱书上勾选了 DNR/DNI 并签了字。

几天后，我接到值班护士打来电话说："患者情况不太好。他一直接受透析和肠道感染治疗，以及营养支持，定期检查，但是没有好转的迹象。"

"继续监护。"我说。

几个小时后，大约晚上 10 点，护士再次打来电话说："辛普森先生多脏器衰竭，估计几小时后就会死去。"

大约午夜时分，护士又打来电话说："辛普森先生的血压在往下掉，收缩压到 50 ~ 60，舒张压到 30 ~ 40，是全力抢救，还是执行 DNR/DNI 方案？"

正常的收缩压值在 100 ~ 120 毫米汞柱之间，舒张压值在 70 ~ 80 毫米汞柱之间，我判断他的血压还会持续下降。

事关重大，我马上电话联系朱迪斯想告诉她，辛普森先生很快就会离世，抢救没有意义，只会令他在弥留之际加重病痛折磨。我禁不住想，即便是那些死刑犯的结局也比这更人道，注射死刑时先令死刑犯昏迷，使其不会在生命的最后时刻感到痛苦。但相比之下，患者被抢救时遭遇电击除颤和心内注射等折磨，胸外按压还可能造成肋骨骨折，而结果只会延长患者的死亡过程。如果患者神志清醒，这无疑是雪上加霜，痛上加痛。

朱迪斯接电话时，我告诉她："辛普森先生现在在 ICU，已经陷入昏迷，预计一两个小时后就走了。我们将会执行你和辛普森先生共同决定的生前预嘱，我们会让他平静地离开。这是最人道、最有爱心的做法。你可以放心，一切按照生前预嘱执行。等他过世后，我会再打电话通知你。"

"谢谢你打电话来。"朱迪斯说，我的电话让她松了一口气。

大约两个小时后，辛普森先生安详辞世，他的病实在太多了，肾脏、心脏、大脑等主要脏器都衰竭了。我给朱迪斯打电话让她明白，让辛普森先生安详离世的决定是正确的。

我从抽屉里拿出死亡证明，在上面填写死亡原因：心脏病发作，肺炎合并其他感染。只有几个字，但辛普森先生的病情实际上复杂得多，多种病因共同导致死亡。短短的几个字不足以描述他的死因，在接下来的小结中我会做更详尽的描述，还会向系统一一口述导致辛普森先生死亡的病因存档，以便其他医务人员或相关人士充分了解选择 DNR/DNI 的原委。

讳疾忌医

否认会加重对死亡的无知。患者或其家人不想承认噩耗，仿佛否认它，噩耗就会消失。这就像一个人看到天空乌云密布，便戴上玫瑰色的眼镜，以为遮盖了乌云的颜色，暴风雨就不会到来。

波特先生 50 岁出头，患有第四期食道癌，癌细胞已经扩散到其他器官，包括肝脏。肝脏是人体重要的消化器官之一，主要功能是分泌胆汁，储藏糖原，调节蛋白质、脂肪和糖类的新陈代谢等，还有解毒和凝血功能，对生命至关重要。

波特先生是一名高级销售主管，工作节奏很快。搭飞机是家常便饭，他经常要飞去见公司领导，参加全美各地的会议。除了工作繁忙之外，不良的生活习惯也给他的健康留下了隐患。为了应酬，喝酒是家常便饭。咖啡也是他的标配，他早餐时习惯喝上几杯咖啡，在午餐和会议中也少不了咖啡。他的另一个标配是雪茄，他的烟量是每天至少一包。据他说抽烟能使自己头脑冷静，他经常在喷云吐雾中敲定生意。他最不想听到的医嘱就是注意休息。

他对我说："听着，医生，我要出院，我得马上走，去参加一个大型会议，有笔生意要成交，这事在电话里办不了，我得亲自过去才行。"

但是他如果不改变这种不良的生活方式，很快就会倒下，但他可不想听这些。

一开始，他采取头痛医头脚痛医脚的态度，只治标不治本。在我见到他的前一个月他就已癌细胞扩散，开始了化疗。他以为几次化疗就可以杀死癌细胞，然后一切都会恢复正常。但化疗结束一个月后，他流了两天鼻血，于是又来住院。他流鼻血的原因是骨髓造血功能下降，血小板减少。血小板有止血、凝血功能。

经血小板输血后，他的血小板计数达到正常范围的最低值，他觉得这就可以了。

"谢谢，现在我没事了。"对值班护士说完，他就拿起公文包准备离开。

我刚巧在前台碰到他，劝他不要急着离开，留下来做几项检查。"我们需要查一下病因。"我看了一眼他的病历，抬起头对他说，"瞧，你的情况比较严重，食道癌扩散。你做了化疗后，血小板减少，这就是你流鼻血的原因。我们应该再做几项检查，查查到底是怎么回事。"

波特先生试图走掉。

"但我现在感觉没问题呀，大概是因为我吃得少了。我忙着开会，忘了吃饭。"

"这可能是影响因素之一，"我说，"但可能有更严重的问题，你也想知道，不是吗？”

“不，”波特先生回答道，“有时候你不知道的东西伤不了你。”

虽然我没有很快想出些机智的话反驳他，但我确实想到了一些理由。

“刨根问底有许多好处，比如，买房子时，你不会没仔细查看隐藏的质量问题就盲目签购买合同。同样的道理，身体不适时你要及时体检，发现问题，及时治疗。”

波特先生勉强同意了之后，我决定给他做凝血功能和凝血时间检查，这两项检查可以评估他的出血风险。

护士首先给他静脉采血，然后把样本送到检验室检测分析，预计第二天就会得到结果。此外，我还给他开了下肢 B 超检查单，看看他是否有血栓。恶性肿瘤往往会导致或增加血栓形成。

做完检验后，波特先生认为自己很好，真不该做这些“愚蠢的检查”，然后牢骚满腹地回家了。

但是第二天检查结果证实，波特先生有两种凝血功能障碍。我打电话让他来我的诊室。

“很不幸，你的血液有两个问题：一个是出血，一个是血栓。你的凝血功能很差，流鼻血就是这个原因，凝血功能差也可能会引发脏器出血。血栓的形成也是因为凝血功能异常，如果血栓变大，脱落，可能引发肺栓塞、脑梗塞或心肌梗死。”

“简直是匪夷所思，怎么会有这样的事呢？我怎么会一边出血一边凝血呢？”波特先生马上大声抗议道。

“这就像流水，突然汇聚在一起后，流速加快，气势汹涌，随后撞在岩石上形成急流。”我解释说。

波特先生笑了，不想把我的警告当真。但就在他离开之前，我用听诊器测了一下他的心率，发现他的情况非常危险。

“你的心跳是每分钟 200 下，非常快，”我说，“心肌梗死的风险很大。”

我赶紧把他送到楼下的急诊室，急诊医生给他测了心率、脉搏和血压，给他连接上了心脏监护仪，建议他住院治疗。

住院期间，我们发现他的食道癌原发处有一个大溃疡面。

“这个溃疡面太大了，没法手术，”我告诉他，“先用药物注射试试看，看看它能否缩小。”

“那我就会好起来的，医生，对吗？”他问。

“这个我还不能确定，得看看药物是否有效。”

现在他的情况看上去更糟了，但波特先生认为我是在危言耸听。他似乎认为，如果他去参加各种活动，很快就会好的，他根本没有意识到他的精力越来越差。

虽然他在住院治疗，但他根本不把自己的病放在心上。他对妻子和女儿抱怨说医生简直就是没事找事。他的几个叔叔、婶婶和堂兄妹来探望他时，他并不谈论自己的病情，而是兴致勃勃地向他们介绍血压仪、B 超等医疗设备和使用经验。

当我向他解释凝血功能、癌症复发和心律不齐等问题时，他一笑置之，告诉他的家人和亲戚不要太在意我说的话。

“他只是想用什么血小板的双刃剑来吓唬人，一会儿出血，一会儿血栓。”接着他假装惊恐，语气夸张地说，“你的心律不齐，你可能得了晚期癌症，随你挑吧！听起来我随时都可能猝死，这些医生，根本就没意识到我只需要休息几天就能康复。”

听到他罔顾事实，拿自己的健康开玩笑，而他的亲属们都随声附和，这真令人沮丧。但后来我提醒自己，笑话和幽默往往被当作逃避的工具，人们有时明知事态严重，内心恐惧，但会一笑了之。

反过来说，他害怕死亡，是否会选择在临终时刻全力抢救呢？他甚至开过一个玩笑说医生们就像疯了的科学家一样，想给他接上各种管子从死神手里把他抢回来。显然，他当时认为那种事情根本不可能发生。

至少波特先生自己毫无准备，但现实是，后来没过多久，他就被

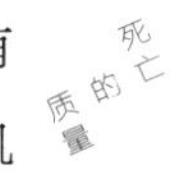

送回到医院抢救。他离世前意识清醒，在生命的最后几天承受了所有痛苦。很遗憾，他不改变生活方式，讳疾忌医，丧失了早期治疗的机会，否则他不至于过早离开这个世界。

复杂的医疗技术和设备

临终方案之所以难选还因为，患者及其家属对现代医疗技术知之甚少，或者对技术的力量抱有不切实际的期望。有时患者和他们的家人得到了一些错误的信息，这些信息可能来自于朋友和同事，或者电影和电视剧中的情节。

疾病的进程可以分为多个阶段，每个阶段中患者的状态都受年龄和身体素质等条件的影响，所以，处于同一个疾病阶段的患者之间存在个体差异。因此，向患者，尤其是病情逐渐恶化、多次住院的慢性病患者建议临终方案，不是易事。此外，不同医生对患者的了解程度有多有少，这就很容易解释为什么不同的医生对同一个患者会有不同的评估和治疗建议。如果患者把过去的治疗经验借用在新的治疗中，事情就更加复杂了。

阿姆斯特朗夫人 60 多岁，为了省钱，她在邻镇的一家诊所接受治疗。但是现在她的病情恶化，她来到了我们医院。

她的病历是空白的。她坐在我对面，穿着整洁的长裤套装，身体消瘦，看上去比她的实际年龄大 10 岁左右。她告诉我她以前在劳资办公室做行政助理，后来因病不得不停止工作。介绍完自己后，她简要说了一下自己的病情。

“那家诊所说我有慢性肺病，他们叫作慢性阻塞性肺病，还说我有肺气肿，让我不论在家或者外出都得带氧气瓶，我还每天要吃治肺病的药。”

说着她掏出还剩一半药的小药瓶给我看，我伸手接过药瓶，她马上神情紧张起来，又掏出一瓶药，上面写着阿替凡（一种治疗焦虑的药物）。

“我也在吃这个药，因为我太担心我的病了，我很害怕，不敢睡觉，怕睡着时会憋死。我先前很能抽烟，但诊所的医生认为抽烟会加重我的病，我就不得不戒了。他们还说携带氧气瓶不能抽烟，香烟的火花会点燃氧气瓶里的氧气，引起爆炸。不抽烟我就更焦虑了。我想知道他们给我治的对不对。”

我安慰她说：“我先给你做检查吧，检查结果出来后再回答你的问题。”

我给她做完检查之后，发现问题比她主诉的要严重得多。阿姆斯特朗夫人的文化程度不高，陌生的环境更增加了她的焦虑，在这种情况下，告诉她该怎样治疗，为什么这样治疗，她是很难理解的，更不要说向她解释先进的医疗技术了。

面对像这类病情复杂的、需要用现代医疗技术治疗的患者，医生要花很多时间帮助他们理解临终方案，做好生前预嘱。

“我自己跌倒，撞在家具上，撞得全身疼。”说着她挽起袖子，卷起裤腿，给我看她胳膊和腿上的擦伤。

“胸口也疼。”她接着说。

我用听诊器检查完后怀疑她的肺部可能有血栓，甚至可能有肿瘤，于是我建议她做一次 CT 检查。CT 是用以检测内伤或组织异常的常规检查手段，灵敏度极高，可发现早期病变。

我一提到做 CT 扫描，阿姆斯特朗夫人就有疑问，因为她不熟悉这个高科技检查手段。

“CT 扫描是一种计算机断层扫描，它利用 X 射线与灵敏度极高的探测仪一同围绕身体部位，经计算机处理从不同角度进行一层一层的断面扫描，拍摄一系列图像。CT 比 X 光检查提供更详细的信息。因此，它对检测内部损伤非常有效，因为它几乎可以看到人体所有部位。”我试着解释给她听。

“听着不错。”阿姆斯特朗夫人说。

顿了一会儿，她告诉我，因为抽烟过度，她得过喉癌。喉癌患者发生肺部血栓的风险较高，做 CT 就更有必要了。

“做增强 CT 要静脉注射造影剂。造影剂是含碘制剂，能显示体内不同器官和组织之间的对比……”

“这可不行，我对碘过敏。”我还未说完就遭到她的反对。

我决定采用另一种方式检查——超声波。虽然 B 超在灵敏度和精确度上不及 CT，但它也可以清晰地显示各脏器及周围器官的各种断面图像，可以早期明确诊断。但是，阿姆斯特朗夫人对 B 超一无所知，我就得解释一番。

“超声波诊断仪是这样工作的，它的关键部件是超声探头。超声探头向人体发射一组超声波，按一定的方向进行扫描。根据监测其回声的延迟时间和强弱就可以判断脏器的距离及性质，然后经过电子电路和计算机的处理，形成 B 超图像。我再详细一点地解释，超声探头发射超声波，超声波在人体内传播过程中，遇到密度不同的组织和器官，即产生反射、折射和吸收等现象。示波屏上显示回波的距离、强弱、衰减情况，通过这些表现确切地鉴别出组织器官是否含有液体或气体，或为实质性组织。比如，肝脏血管中有血栓或异常增生，当超声波探测到这些更密集的细胞群时，声波的速度就会更慢。”

“这个应该可以吧。”她同意做 B 超。

“我还推荐你做一下肺灌注和肺通气扫描，这也是我们最常用的检查手段之一。”

阿姆斯特朗夫人看着我，眼神困惑，这说明她没听明白。

“我知道这有些复杂，我详细地说给你听。”我安慰她说，“通常，肺灌注扫描和肺通气扫描同时进行。我先给你解释一下什么是肺灌注扫描。肺灌注是经静脉注射小剂量放射性物质，放射性物质运行到肺内，可以显示肺脏的血液灌注情况，也就是血液供给情况。血液供给异常的肺组织内无放射性物质，扫描时显示为黑色。接下来，我给你解释一下什么是肺通气扫描。做肺通气扫描时需要吸入一种气体，它是放射性跟踪剂，对人体有损害，但是很低。当气体分布于所有的肺泡内，就可以用扫描器检查正在进行氧气交换的肺组织。把肺通气扫描的图像与肺灌注扫描的图像进行对比，通常能确定有无肺栓塞。”

“这个也应该可以。”阿姆斯特朗夫人同意了。

B 超结果显示阿姆斯特朗夫人的肝脏上有肿瘤，这令我们俩都很吃惊。这提示她的喉癌复发并已扩散。因此，现在不单只是治疗肺病的问题，而是临终关怀的问题，她的生存期可能只有短则半年长则一年的时间了。病情竟然如此严重，这对阿姆斯特朗夫人来说简直是晴天霹雳，很难接受。她来我们医院就诊是因为住得近，她自己临时来看病的，而不是从之前的诊所转诊来的，面对新的医院和新的医生，她不免有些不信任感。

除了喉癌之外，阿姆斯特朗夫人不经意之中又漏出了一个重要信息。

“你这样瘦，可能有营养不良。”我看着她说。

“那是因为我吃得特别少，”她承认，“不是不愿意吃，而是不能吃。几年前，我的胃溃疡很严重，大便出血，我做了胃切除手术，只剩一点点胃了。医生给我放了一个胃造瘘管，他们说这叫作 PEG①。这根管一头直接通到我的胃里，另一头在肚皮这里。家庭护士每天都来给我灌注营养。这就是我每天吃的东西，能不瘦嘛。”

我大吃一惊。现在，撇开其他疾病，喉癌合并胃肿瘤是另一个致命因素，迟早会夺走她的命。

“出血表明肿瘤的程度比原来想象的严重。”我告诉她。

阿姆斯特朗夫人一言不发，呆呆地注视着前方，好像很难理解怎么一下子多出这么多新病。

但是，很显然，她已经没有治疗价值了，我想推荐她使用 CPAP

① PEG：英文全称为Percutaneous Endoscopic Gastrostomy，意为“经皮内镜下胃造瘘术”。——编者

呼吸机或 BiPAP 呼吸机，解决呼吸困难的问题。

我首先向她描述了 CPAP 呼吸机。

“有两种呼吸机可以随时随地辅助你呼吸，你不必担心呼吸会停止。一种是 CPAP 呼吸机。CPAP 的意思是‘持续正气道压力’，这个小设备能够提供持续稳定的气流。它有一个软管连接鼻面罩和机器，鼻面罩上有传感器可以探测到呼吸。它向你输送适量的压缩空气来辅助你呼吸。它的体积很小，在家里就可以使用。”

听了我的话，阿姆斯特朗夫人松了一口气。我很高兴能帮助她弄明白这个复杂的新装置。否则，患者面对各种各样的新设备很容易感觉云里雾里，无从选择，就像电脑用户面对最新的升级软件，如果没有销售人员的指导，就无从选择。现在我的角色就有点像电脑销售员，向阿姆斯特朗夫人介绍各种优良的新产品，帮她选择最适合自己的一款。

我接着描述了 BiPAP 呼吸机功能，以及它与 CPAP 呼吸机的不同之处。

“另外一种是 BiPAP 呼吸机，全称为‘双水平气道正压通气呼吸机’。其外表与 CPAP 呼吸机相似，它也通过一个鼻面罩提供加压空气。二者最大的不同是，CPAP 呼吸机提供一个恒定的压力，医生根据患者的情况设定压力数值，先从较低的压力开始，逐渐上调到较高的压力。这样一来，患者有个适应过程，更容易承受。合适的压力值是保证治疗成功的关键，能够保持整夜睡眠质量。CPAP 呼吸机适合自主呼吸稳定的患者，对于自主呼吸不稳定的患者来说不适合，因为持续的单一压力一直送气，呼气时会感觉受阻，这样呼气时就很费力。BiPAP 呼吸机可以通过增加或降低气压来调整你的呼吸速度，这是因为它有两种压力设置：吸气时用较高的压力，呼气时用较低的压力。所以这个双重设置的好处是你可以根据个人需要进行调整。”

“这两种呼吸机你都可以试试，也可以试试 BiPAP 上的两个设置，看看哪个更好用。”我建议道。

“你一口气说了这么多，我挺难消化的。”阿姆斯特朗夫人说。

“我知道，”我说，“但你应该了解有不同的选择。如果你不想用侵入式的有创呼吸机，而只需要短时间的呼吸支持，比如晚上睡觉或者白天气急的时候用，它们真的能帮到你。”

阿姆斯特朗夫人看上去若有所思，却一声不吭，好像不知道该怎么做。我给她科普了 CT、B 超、肺灌注和肺通气扫描及两种呼吸机的功能，有些信息她第一次听说，有些则是她之前从未弄明白过的，所以现在她需要时间仔细想一想。

最后，她告诉我：“请你决定吧，医生。我很高兴你告诉我这些事情，但是这些都太复杂了，我也搞不太清楚，实在没法选。你了解它们之间的差别，你也了解我的病，还是请你帮我决定哪种更适合我吧。”

阿姆斯特朗夫人把决定权交给了我，因为我的解释令她相信，我更有能力替她做出选择。

我认为 BiPAP 呼吸机更适合她，因为 BiPAP 呼吸机可以根据她的一呼一吸切换压力，对她而言更方便。

“那我们就开始吧，”我说，“如果你下周能来，我们就讨论其他治疗方案，比如说你将来要吃哪些药，做哪些治疗。”

“听起来不错。”她说。

第二天，阿姆斯特朗夫人就来了。这次我要为她解决血压和心率问题。

“昨晚睡得好吗？用呼吸机感觉怎样？”我问她。

“不错，舒服多了。”

我叫来值班护士为她测量血压和心率。护士先用电子血压仪为她测血压。

电子血压仪通常由阻塞袖带、传感器、充气泵和测量电路组成，利用示波法原理，通过臂带内的气囊和空气管，将感受到的气囊内静压与叠加的肱动脉搏动波，经空气管送到传感器，经过集成电路处理，即可探测出气囊内静压与肱动脉搏动的幅度，最后由液晶显示器显示出收缩压、舒张压和脉率。

护士先把她的左臂袖子卷上去，帮助她把左臂伸入袖带，手掌向上，叮嘱她手掌放松，不要说话，不要移动身体，固定好位置后，护士按下开始键，开始测量。很快血压值和脉搏值显示在显示器上，我记下这些数值。

护士又用水银式血压计进行了一次人工检测，以验证电子血压仪的结果是否准确。人工测量血压是采用听诊法测量血压。血压计由气球、袖带和检压计三部分组成。袖带的橡皮囊伸出两根管分别与气球和检压计相连，三者形成一个密闭的管道系统。检压计内有水银。测量血压时，先用气球向缠缚于上臂的袖带内充气加压，压力经软组织作用于肱动脉。当所加压力高于心收缩压力时，由气球慢慢向外放气，袖带内的压力即随之下降，当袖带内的压力等于或稍低于心缩压时，随着心缩射血，血液即可冲开被阻断的血管形成涡流，护士用听诊器便开始听到搏动的声音，此时检压计所指示的压力值，即相当于收缩压。继续缓慢放气，使袖带内压力逐渐降低，当袖带内压力低于心收缩压，但高于心舒张压这一段时间内，心脏每收缩一次，均可听到一次声音。当袖带压力降低到等于或稍低于舒张压时，血流复又畅通，伴随心跳所发出的声音便突然变弱或消失，此时检压计所指示的压力值即相当于舒张压。

两次测量的结果很接近，阿姆斯特朗夫人的血压为 155/100 毫米汞柱，超出正常值范围，我想她应该服用降压药帮助减少中风、心脏病或心脏骤停等与高血压相关疾病的风险。虽然阿姆斯特朗夫人病入膏肓，生存期可能只剩几个月或几周，但我还是想让她在生命的最后几天能尽量过得舒服些。

我开了一些处方，阿姆斯特朗夫人可以拿着这个处方到任何一家药店买药，也可以在医院药房买药。虽然医院药房的药要贵一些，但是方便。我向她解释该吃什么药，为什么要吃这些药。

“我给你开了氢氯噻嗪，是降血压的药，每片 25 毫克，每天只服 1 片，最好随餐服用。”

我把记事本翻到另一页继续读。

“另一种药是美托洛尔，是调节心动过速、心律不齐的。有规律的心跳很重要，这样血液就能有规律地将氧气输送到大脑和身体的其他部位，心律有一点点不齐没关系，但如果心跳过快或过缓，都很危险。”

“谢谢你给我解释这些。”阿姆斯特朗夫人说。

我很高兴能帮助她理解这些信息，通常人们是不会考虑这些事情的，认为身体的运转是理所当然的，直到哪个部位出问题，才会特别关注。

“你要特别注意心脏问题，”我接着说，“心跳完全失去了节律，我们称之为‘心律失常’，也就是你说的心跳不规律。例如，你可能会感到心忽悠一下，漏跳了一拍，也有可能会多跳了一拍，感觉心在‘颤动’，或者突然狂跳。也或许你没这些感觉，因为有些心律失常是‘无声的’。心律失常要看具体情况，有时是要抢救的，有时是无碍的。”

“那该怎么判断呢？”阿姆斯特朗夫人问。

“这个要结合病情和身体状况整体考虑。比如像你这样患多种疾病，心律失常就可能会很严重。这可能是一个警告，病情会恶化，所以我们要密切监测你的心律，万一有危险，你能够及时得到治疗。有些心律失常并不严重，尤其是外部原因引起的心跳异常通常是暂时的，比如有的人受到惊吓时，心脏漏跳一拍，或者剧烈运动后心跳很快。但如果久坐或躺在床上时，出现这种心跳，就要引起重视，这可能是身体内部的问题引发心跳异常。但在药物的作用下，心率可以恢复正常。”

“那我要一直吃这些药吗？”阿姆斯特朗夫人问。

“看情况，”我说，“这取决于当时的情况和你的病情。改善血压和心率的药物不少，它们之间的区别你可能不太搞得清楚，很多患者和他们的家人也都一样弄不清楚。你最好把病情细节告诉我和其他医生，不要给自己太多的压力。”

阿姆斯特朗夫人点点头表示赞同：“我还真的搞不清楚，要想的事太多了，最好让医生去考虑。”

接着她问道：“那我现在该吃这些药吗？”

“是的，我们希望你能带病生存久一些。现在，每种危及你生命的病都要治疗，使用最好的药。这几样药会使你几乎感觉不到疼痛，接下来几个月你可以轻松一下。如果你希望不再吃这些药，我们就停止。”

“好的。”她理解了我的解释。

我决定再跟她讨论一个更重要的话题——生前预嘱。

“现在我们要再做一个非常重要的决定，就是要决定临终时是否要 DNR/DNI。我先给你讲一下 DNR/DNI 是怎么回事，再给你一些建议，然后你自己决定。”

虽然我已经向不同患者解释过几百遍了，但是对每个新患者我都认真详细地解释一番，阿姆斯特朗夫人静静地听着。

最后，阿姆斯特朗夫人同意 DNR/DNI 方案，她说：“咽气时越痛快越好，我只求这么多。”

几个月后，阿姆斯特朗夫人戴着呼吸机也走不动了，她虚弱得站不起来，甚至连上厕所都很困难，不得不躺在病床上。一天，她的心脏突然乱跳起来，随后，她进入了多器官衰竭的状态，慢慢停止了呼吸。按照她的生前预嘱，我们什么都没做，几分钟后，她平静地死去了。尽管临终方案的选择很复杂，但我还是尽我所能地帮助她理解了为什么 DNR/DNI 是最佳方案，所以她能够理性地决定自己希望我们为她做些什么——什么都不做。这正是我们所做的——什么都不做。

第十二章

法律风险

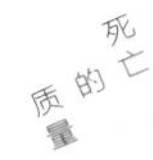

临终关怀治疗程序要符合国家和州的法律规定，医院和医生根据专业技能提供专业的、适当的治疗。应该提供什么治疗，何时应用DNR/DNI或DNR子项组合方案，可以做什么，禁止做什么，都受法律的约束。

最近，“医助自杀运动”有了进展。这些运动主张允许临终患者在医生的帮助下采用无痛的方式结束生命。美国已有4个州将尊严死或安乐死合法化，还有几个州已进入立法程序。尊严死或安乐死被称为“富有同情心的选择”。加州一名癌症晚期患者克里斯蒂·奥唐纳(Christy O’Donnell)发起了一场运动，呼吁这项富有同情心的选择在加州合法化，《临终选择法》刚刚获得通过。① 医助自杀引发了大量从法学和伦理学角度出发的辩论。

本章介绍临终关怀中的法律问题，这些因素影响我们对临终方案的选择。

① 帕特里克·麦克格雷维（Patrick McGreevy）:《加州〈临终选择法〉法案将于6月9日生效》，载《洛杉矶时报》2016年3月10日，http://www.latimes.com/politics/la-pol-sac-assisted-suicide-law-can-take-effect-20160310-story.html。

在法律框架下制定临终方案

临床医生在为临终患者制定最佳治疗方案时，除了要考虑病情之外，还应考虑患者有拒绝抢救的权利，基于这两个因素，做出对患者最有利的临终方案。

医生和医疗小组的工作目标是治病救人，他们必须尽一切可能的手段（包括抢救在内）挽救生命。事实上，抢救只会给患者带去更多的痛苦，如果患者选择了 DNR/DNI 或 DNR 子项组合方案，那么医疗小组就有权不执行心肺复苏或气管插管，有权只执行患者在生前预嘱书中要求的抢救措施。

患者可能会随着病情的变化改变主意，推翻之前已经选好的临终方案，患者家属也会发表意见，所以，患者的意愿到底是什么，这一点并不总是很明确。此外，还有两个问题：一是在医学上的最佳方案却与法律相抵触，二是患者的病情是否的确已到终末期存在不确定性。这些因素会影响临终方案的制定和执行。

珍妮 60 多岁，生病前是一名营销主管。她有一个 40 多岁的儿子，是一名律师，有支付能力，一心要为他的母亲提供最好的治疗。珍妮最初来医院是看支气管炎，她以为这个病肯定能治好。她表现出的症状是咳嗽、发冷、发高烧，这些症状看上去很像重度流感。当时，珍妮的生前预嘱选择了 DNR/DNI。患者普遍会选择 DNR/DNI，因为其目的是减轻临终时的痛苦和对死亡的恐惧。当患者心跳、呼吸骤停后立即启动 DNR/DNI，通常不会引起争议，因为一切都发生得太快，不做任何抢救的话，患者在几分钟内就会死亡。

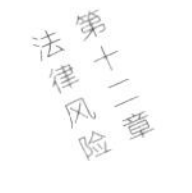

但是，珍妮的气管炎发展到肺炎，情况就复杂了。

“我突然发现自己有那么几秒钟快憋死了，过后就又能喘上气了。一连两天都是这样。我真的很害怕憋气的时间会越来越长。”珍妮听起来非常担心。

我给她做了呼吸、脉搏、心跳等检查，检查结果提示体内有积液，于是告诉她："我建议用点利尿剂，利尿剂的作用是促进体内电解质和水的排出，消除水肿。先看看疗效怎样，再调整治疗方案。"

但是，她的病情持续恶化。两天后，她抱怨说憋气的时间越来越长。

当天晚些时候，我请了呼吸科医生来做诊断。他让珍妮坐起来，敲扣她的肩膀四围和胸部，然后将内窥镜伸进喉咙检查，医生能够借助内窥镜查看她的肺部情况。内窥镜是一根又细又长、操作灵活的软管，内窥镜上有光学装置，可以拍摄影像和图片。内窥镜还可用于活检、清理和打开气道、止血。他做完检查后，转身告诉我诊断意见："病因是支气管黏液栓阻碍呼吸。"

这时，珍妮突然喘得厉害。

"请……请……帮我呼吸！"她恳求道。

为了避免创伤，呼吸科医生建议使用无创呼吸机为珍妮辅助呼吸。呼吸治疗师很快拿来了一台 BiPAP 呼吸机，急忙把呼吸罩罩在她的脸上，在呼吸机的工作下，空气随着她的呼吸进出，她每一个吸气动作都会吸入更多的空气。

"感觉怎么样？"呼吸科医生问。

珍妮点点头说："很好。"

但没过几分钟，厚重的呼吸罩引起了幽闭恐惧症，她感到非常难受。最后，她受不了了，扯下了呼吸罩。

"对不起，我戴不了这个。"她大口喘着粗气说。

"你要放松，"呼吸科医生说，"想象一下，你正在潜水，这个呼吸罩为你提供氧气，让你能够呼吸。"

几分钟后，珍妮重新戴上呼吸罩，想象自己是一个拿着长矛的科学家，看到鱼群游过。这似乎使她放松了下来。但随着呼吸罩上的水汽越来越密，她感到异常恐惧，再次扯下了呼吸罩。

"我做不到。"她边喘边说。

我和呼吸科医生立即会诊，征得她的儿子亚当的同意后，决定给她做气管插管，在她的喉咙下面插一根管子，另一头接在呼吸机上。亚当同意做气管插管抢救，因为这将给珍妮一个生存机会。虽然珍妮已经选择了 DNI，表明她不想在生命的尽头接受插管抢救，但我们评估她仍有康复的可能，于是推翻了 DNR/DNI 中的 DNI 部分。从法律上讲，这样做是合法的，珍妮授权给亚当在她无法决策时代她决策。作为被委托人，亚当有决策权。

正常情况下，患者自己选择的临终方案都有效，无论预后如何，医疗小组都不能擅自撤销该生前预嘱，否则就是违法的。医疗小组所能做的就是根据医疗环境的变化再次询问患者或其受托人的意愿，如果他们改变了主意，则为其做积极治疗；否则，将用镇静剂帮助患者安详离去。

但在临床上，患者通常选择 DNR/DNI 后不做更改。如果出现急症，比如急性阑尾炎，患者可将初始生前预嘱修改为全力抢救，允许对其手术和术后护理。康复之后，患者可以又将生前预嘱更改回到 DNR/DNI。也就是说，临床中 DNR/DNI 方案很灵活，可以根据需要随时更改。在这一特殊阶段，患者或其家属情绪多变，即便没有合理的理由，他们也可以更改生前预嘱。

很不幸，第二天，珍妮仍然没有好转的迹象。我们一把呼吸机的管子取下来，她马上就喘不上气，恳求道："求你了，我喘不上气了。"此外，她还抱怨胸口剧痛，根本原因可能是肺部肿瘤的生长压迫支气管，导致痰液无法咳出，痰液阻塞引起肺部感染，导致呼吸衰竭。珍妮虚弱不堪，生命垂危，不适合做肿瘤手术或吸痰手术，此类手术都只会加速她死亡，这样做是违背医德的。

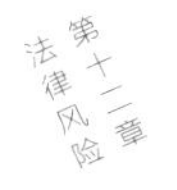

我们判断珍妮病情危重，考虑给她撤掉呼吸机。也或许我们应该做最后一搏，继续用呼吸机维持其呼吸，等第二天呼吸科医生来清理痰栓后，呼吸会有所改善也未可知。

正是这种"搏还是不搏"的困境，引出了我们做什么才合法的问题。无论我们做什么，都有可能引发法律纠纷，因为医学认为是合理的方案但却未必合法。

因此，我们决定与珍妮再次谈谈她的生前预嘱，以确定她是否想结束与疾病的战斗。如果她想继续战斗，我们会尽一切力量抢救，也还有康复的可能性。然而不幸的是，珍妮已经陷入昏迷，我们再也无从得知她的想法了。导致她昏迷的原因有两个：一个是肺换气不足，二氧化碳聚积，造成二氧化碳中毒；另一个原因是感染。

我只好给她的儿子亚当打电话，问他的意见，但是电话没通。两分钟后他打过来。

我简要地描述了珍妮的病情，然后问："现在有两个方案，我们是救她呢，还是让她走呢？"

亚当反问："让她遭这个罪值得吗？"他也一样举棋不定。

"我不太确定。看着她现在这样受苦，真让人心碎。但也可以赌一次，清理肺部痰栓，再给她一点时间。"我的回答听起来有些优柔寡断。

另一方面，珍妮的肺病几乎已经发展到了不可逆转的状态。为治疗肺部积水，她已经做了一段时间的透析，肾脏可能正在衰竭，希望的大门似乎都在关闭。

"我也不确定，你可能知道怎么做才最好。"亚当说。

他把决策权交给我们，这样，我们就不必再担心承担法律责任，但我们仍然不能确定怎样做最好，于是选择了最保守的替代方案，那就是继续插管，使她呼吸通畅，而不是冒着憋死的风险让她自主呼吸。

第二天早上，呼吸科医生来清除痰栓。

不幸的是，他们发现珍妮的气道无法打开，气道清理后马上又被新的痰液充满。他们只好又给她插上管，用呼吸机辅助呼吸。当时她处于短暂的昏迷状态，我立刻打电话给亚当向他通报了新的情况，问他下一步打算怎么办。

"能少遭点罪就少遭点罪吧。"他说。

我很高兴听到他这个决定，因为继续努力让珍妮活下去是徒劳的。我们遵循了珍妮最初的愿望，现在她的儿子也赞同 DNR/DNI，这在程序上是合法的。

在那之后，我去看珍妮，她正坐在床上，呼吸机辅助呼吸后，她意识清醒多了，人也看起来好多了。

我尽可能委婉地告诉珍妮她的病情。“我们已经尽力了。”我最后说。

“我能理解，”她在床边的便签本上写道，因为气管插管她说不出话，只能写字交流，“我知道很快就会结束了。”

几天后，医疗小组撤掉了气管插管，几个小时后，珍妮在吗啡的帮助下安然离世。

终于一切都结束了。这是一个复杂的病例，它反映了我们在做临终方案时必须面对的法律风险。幸运的是，我们既维护了患者的最大利益，又没有触犯法律。虽然我们无法治愈珍妮，但至少我们可以让她在人生的尽头少遭点罪，她几周前在清醒状态下选择了 DNR/DNI，说明这也是她想要的结果。

多少剂量算过量?

在美国，除俄勒冈州、新墨西哥州、蒙大拿州、华盛顿州和加利福尼亚州外，医助自杀在其他州都是违法的。医生该给濒死患者开多大剂量的药物止痛呢？法律规定医生不得有任何加速患者死亡的行为。然而在医学上，医生希望帮助正在饱受病痛折磨的患者。但是，提供镇静剂和协助自杀之间的界限有时不那么明确，甚至难以区分。医生们害怕跨越这条界限。有时我们眼睁睁地看着患者抽搐、喊叫、痛苦万分，却不能加大止痛药剂量，心里非常难过，因为加大止痛药的剂量则可能会导致其死亡。患者可能要求多用止痛药，虽然明知患

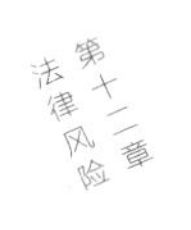

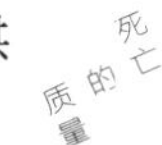

者很快就会死去，医生也不会冒着被解雇甚至被控谋杀的风险，提供过量的止痛药。

玛利亚 90 多岁，多个器官衰竭，奄奄一息。她一直与大女儿安德烈娅一起生活，但是 5 年前，安德烈娅力不从心，再也无法为她妈妈提供周到的护理了。她的两个女儿都在上大学，都不愿回家照顾外婆，她只好把玛利亚送到养老院生活。玛利亚在养老院里，大部分时间坐在椅子上边看电视边为女儿和孙女们织毛衣。有时她也坐在休息室里看来来往往的患者和医务人员，但她几乎不跟人交谈，因为她得了脑瘤，说话困难，只能说一些诸如“你好”“你好吗”“现在几点了”“我热了”“太冷了”这样简单的话。

玛利亚因败血症休克被送到医院，安德烈娅陪着她。安德烈娅 65 岁，衣着时髦，退休前在一家公司担任管理顾问。玛利亚起初只是一个小伤口感染发炎，但她的免疫力差（这是多数老人的常见现象），很快发展到全身感染，氧气和营养物质无法输送到大脑和其他重要器官，致使多器官衰竭，最终感染性休克，如不治疗，就会出现血压下降，甚至死亡。

玛利亚因脑瘤的缘故无法交流，我无法得知她到底哪里有问题，但是我必须迅速行动，对她进行抗炎治疗。我安排好她住院后，向她的受托人安德烈娅询问她的脑瘤情况。

“因为长了脑瘤，我妈妈很多事情都做不来。她不能像以前那样说话，记性也差了许多。她状态好的时候，还认得我，好像能听懂我对她说的一些简单的话，有些简单的事，比如织毛衣，她还会做。但除此之外，她就像植物人一样。”安德烈娅简单地介绍了她母亲的病情。

“我们会尽力治疗败血症。”我说。

我立即安排给玛利亚做以下治疗：透析以排除体内积聚的毒素，静脉注射抗生素消炎，用抗凝血药和升血压药。

“因为你母亲是超高龄患者，除了败血症外还患有其他疾病，所以我无法做出什么保证，但至少今天针对败血症的治疗应该是有效的。”

几天后，玛利亚又能坐在病房会客厅织毛衣了，安德烈娅认为她的母亲恢复得不错。但是，很不幸，败血症是玛利亚所患疾病中最轻的一种。3 天后，她癫痫发作。我打电话给安德烈娅说：“现在你母亲的癫痫每小时都会发作几次。她会突然痉挛，身体蜷缩，抽搐大约 1 分钟才停止，癫痫次数有增多的趋势，也会越来越严重。这个非常紧急，我们没什么好的办法。”

安德烈娅代表全家认同我们的诊断，接受了玛利亚病情已经进展到末期的事实。

那天晚些时候，我与安德烈娅一起商议玛利亚临终时的护理级别。我向安德烈娅解释了预后，也解释了 DNR/DNI 和 DNR 子项组合方案，最后她选择了 DNR 联合“舒适与安慰”方案。然后我们停止了所有诊断、治疗和包括监测生命体征在内的干预措施。我们还为玛利亚及其家人提供了一间单人病房，这样她就可以在亲友的陪伴下度过最后时光，她也可以请牧师为她做临终祷告，全程没有医护人员的干扰。

然后我让护士每一两个小时给她静脉滴注吗啡。吗啡的功能是止痛，如果不能完全止痛，至少能够缓解疼痛。吗啡的用量取决于患者的病情、体重等因素，但用量必须不足以致死或加速死亡。

止痛药剂量是保持法律公正的一条底线。然而，到底多大剂量的止痛药是缓解疼痛和致死之间的界限呢？当剂量不足以缓解疼痛时，困境就凸显出来，即使患者处于半昏迷状态或植物人状态，身体仍可能对疼痛做出反应，而患者在连续数小时或数天中身体的扭动和抽搐可以充分说明其正在承受的痛苦。即便我们非常想通过医学手段帮助他们结束痛苦，但大多数州的医生都不会这样做，因为法律禁止我们“杀死”患者，虽然这些患者注定在接下来的几小时或几天内死亡，我们也无法给予过量的止痛药。

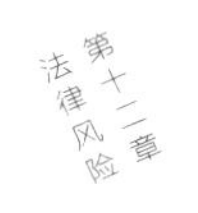

以玛利亚为例，护士通常会撤掉包括药物和营养支持在内的所有生命供给，只给她用一组止痛药。这组止痛药包括用于止痛的吗啡，用于镇静和放松的阿替凡和哈尔，以及抑制呼吸道腺体过分分泌的莨菪碱。

但玛利亚很不幸，她的死亡过程长达 8 天，她在这 8 天内饱受疼痛的折磨，我们给她注射的吗啡量不足以使她感到安稳和舒适。除非有医护人员正巧看到她在痛苦挣扎，比如疼痛引起的扭动、颤抖，或痉挛，才可以给她调高止痛药的剂量，否则我们不能给她注射“过量”的吗啡。很多次，值班护士看到玛利亚因疼痛而痉挛时，给玛利亚增加了小剂量吗啡，可是玛利亚很快又开始扭动、颤抖、抽搐。但如果当时这些反应没被护士看到，护士也就不会为她加大药量止痛。

我们医疗小组的每个人都怕面对这样的患者。按照法律规定，吗啡的用量应该足够缓解疼痛，我们不允许在没有证据，也就是没有亲眼看到她痛苦的情况下，增加吗啡剂量。然而，这个分界点很难确定。玛利亚无法告诉我们她有多痛，我们只能通过她的身体动作评估疼痛等级，比如她突然抽搐，这提示她疼痛剧烈。但是，不可能总有人一直守在她身边观察，所以，常常是在吗啡量调高达到止痛效果后，玛利亚得到了短暂的放松，当疼痛再次袭来时，她又出现抽搐和痉挛。但我们受法律的束缚，不能给她注射过量吗啡，没人想冒着被质疑加速患者死亡的风险。不幸的是，对于患者来说，没有足量的吗啡，就会饱受折磨，陪伴的亲友们看到此情此景肝肠寸断。尤其是当他们要求医生多打吗啡，而医疗小组因为受到法律的限制而拒绝他们的要求时，他们会愤怒、无奈、痛苦不堪。

简而言之，法律规定医生应该尽可能地使患者感到舒适，但不可以加速其死亡，而在医学上，我们可能想要突破这一障碍，既然垂死的患者已无康复的可能，帮助其快速、无痛地死亡，才是更加人道的做法。很不幸，目前美国大多数州的法律都禁止这样做。如果遵守法律，吗啡用量只够缓解疼痛，不能做到无痛，而帮助垂死患者快速、安详、无痛地死去，是大多数患者及其家人的愿望。

一场诉讼危机

患者已多脏器衰竭，处于弥留状态，但他们还没有签署具有法律效力的生前预嘱书。在这种情况下，医疗小组可能会根据他们头脑清醒时表达过的愿望制定临终方案。患者如果表示过希望得到全力抢救，医生就要尽一切手段维持其生命。但有一种情况例外，如果医院伦理委员会建议医疗小组停止某些抢救措施（如 DNR），医生就可以不做延长患者生命的努力，而是用更人道的方法，让其生命自然终结。医生其实并不赞成全力抢救，相反，他们认为缓解疼痛，自然离世才是最佳方案。

但是，患者家属可能会因此而起诉医院，他们会控告医院没有尽力治疗或护理不善而致患者生命垂危，或者指控医院不作为，本应该采取更多措施救治但却没有。即使医院最终在法庭上胜诉，或最终与患者家属达成和解，但其声誉也会受损。

医生和医院是一根绳上的蚂蚱，医院的赔偿责任上限是每个病例 2 万美元左右，患者家属为了利益最大化，提高和解的概率，通常也会起诉医生个人，并尽可能起诉多名医生。在调解的过程中，患者家属的律师试图从医生和医院的保险单中获得更多的利益，而保险公司的律师则努力降低赔付金额。

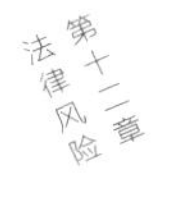

建筑工人乔 50 岁出头，有长期糖尿病史，但是特别爱吃，还经常忘记注射胰岛素（治疗糖尿病的一线用药）。乔是医院的常客，每年都住院 15 次以上，病因是糖尿病的各种并发症和酗酒。他有一些典型的糖尿病早期症状，比如尿频、极度口渴、吃完就饿、极度疲劳、视力模糊、伤口或瘀伤愈合缓慢、手脚麻木等。他经常请病假，没有人愿意再雇用他。

乔不好好照顾自己的身体，经常聚会到很晚，喝得酩酊大醉，结果出现了肾衰竭和神经损伤等糖尿病并发症。他还有动脉粥样硬化，就是说他的动脉血管壁增厚变硬，血管腔变窄，发生中风和患冠心病的风险很高。然而，乔一再无视医生的建议，继续暴饮暴食，对巧克力、糖果和蛋糕等甜点毫无节制。

他生命中最大的亮点说起来极富戏剧性。他在一次住院时收获了爱情，与负责照顾他的护士莎莉坠入情网。当他出院后，莎莉搬去与他同住，继续照顾他。

后来，乔的病情持续恶化，在生存期只剩下最后几个月的时候他回到了医院。我第一次见到他是在 ICU，他正靠呼吸机辅助呼吸。我先看了他的病历，那就像一份医学版的犯罪记录，列着他 15 年来的住院病因，单是肾病的治疗过程就有一长串。他肾功能衰竭，无法通过尿液排出代谢物，只能做透析治疗。他已经接受了多年的透析治疗，每一两天都会来医院做透析。

但他做完透析回家后，并没有遵照医嘱，高糖饮料和零食不断，没给肾脏休养的机会。最后，他的肾脏彻底衰竭，就做了几次肾移植，但由于他没有改变不良饮食习惯，这加重了新肾脏的负担，最终新肾脏功能也衰竭，不得不进行终身透析治疗。

乔虚弱地抬起双手问候我，我注意到他的手掌上只剩下几根手指。他的病历上写着：糖尿病肢端坏疽。肢端坏疽是糖尿病最严重的并发症之一，主要原因是大小微血管病变、周围神经病变，表现为感染、溃疡和深层组织破坏，这很难治愈，一般需要截肢。

“我看这次我真的没救了，医生，我感觉越来越糟。”他说。

“是的，从你的病史上看是这样的。”说着我又快速翻看了一下他的病历，他还有酒精性肝硬化、充血性心力衰竭和肺水肿，此前曾多次住进 ICU，曾接受过气管插管。

“你看得出吧，我现在真的是一团糟。”

“我也受够了，只想一了百了。”乔补充说。

我向他解释了 DNR/DNI 后，他立刻同意了。

“我就想这样，医生，能治就治，治不了的话，DNR/DNI 听起来挺好的。让我走吧，别把我拉回来。”

我拿着他的生前预嘱书正要离开，莎莉、他的女儿贝蒂和儿子强尼走进来探视他。莎莉现在在一家疗养院做护士，跟乔一起生活了 3 年，乔的主要生活来源是社保和莎莉的资助。贝蒂和强尼住在其他城市，在他们眼中，父亲沉溺于酗酒，无法自拔。乔经常喝得酩酊大醉，还要酒疯。酗酒令他身体败坏，令他失业，但是乔依然没有戒酒，而是继续在酒精中寻找安慰。贝蒂和强尼认为乔是在自我毁灭，于是威胁与他断绝关系，大约 3 年前他们之间就不来往了。

但是现在，他们 3 人一起来医院要求给乔做新的治疗，他们认定乔接受新的治疗后就会康复，贝蒂和强尼为过去几年没有帮助他们的父亲深感内疚。

莎莉代表他们发表意见：“乔病得很重，你们现在必须尽一切努力把他救回来。”

“没错，”强尼附和道，“你们医院为了省钱，不给他治疗，实在过分！如果这次他救不回来，就是你们的过失，我们与你们医院没完，那样的话，你们就得付出更大的代价。”

面对乔的家属的威胁，我们该怎么办？我们主要考虑的是乔的意愿。乔还没有来得及在生前预嘱书上签字，没有正式授权 DNR/DNI，但是乔说过“一了百了”，而且我们都认为 DNR/DNI 才是最佳方案。乔长期酗酒，反应迟钝，所以尽管他赞同医生的 DNR/DNI 的建议，他还一再声明，要先跟家人商量后再签字。但是乔的家属不明白或者不愿接受乔已经多器官衰竭，将不久于人世这一事实。乔的亲属们似乎认为乔的病情并不像医院声称的那么严重，他们期望医疗小组从用药到手术全部做出纠正。即使他们对医院的所有诉讼都不合理，医院最终在这场斗争中赢了官司，也不得不付出代价。乔的时间不多了，只剩下一两个星期，甚至几天或几个小时了，必须迅速决定

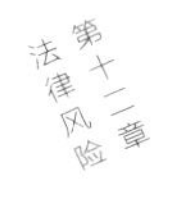

是否抢救。

为此，医院伦理委员会紧急召开了一次会议。

那天下午，大家围坐在大会议桌前。出席会议的有医院管理人员、社会工作者、相关医生和3位来自不同宗教的神职领袖。这些宗教领袖的作用是探望信徒、讨论后事，他们为患者做临终祷告，帮助患者消除对死亡的恐惧，获得安慰和安宁。

与会者就医院如何应对诉讼威胁，以及最符合伦理的临终方案表达了不同的立场。

“乔的家属们真的不明白他的病情有多严重，他们在期待奇迹的出现。”一名医生说，“但是乔已经多器官衰竭，无法逆转，没有抢救价值。”

“从医学上讲，心肺复苏或气管插管对于乔是没有意义的，这只会给他带去不必要的痛苦。”另一名医生表示赞同。

“乔亲自告诉过我，他不想抢救。”我说。

“从伦理上讲，自然死亡是正确的。”牧师说。

“这样做符合‘不伤害他人’的医疗誓言。”拉比说。

“他们可能是在虚张声势，”一位社会工作者说，“一旦他们明白让乔活着是徒劳的，他们就会意识到自己理屈。”

“此外，诉讼费是一笔非常大的费用，他们可能负担不起。再者，他们很难找到律师事务所愿意代理这种急案。如果他们输了官司，这是大概率事件，他们不得不支付我们的诉讼费。”院务主任说。

“假使他们输了官司，可能也没钱支付罚金。”另一名医生说。

“但是不管怎样，诉讼都会对医院造成负面影响。”院务主任指出。

“让我们祈祷，寻求神的旨意吧。”牧师提议道。

“不管我们做出什么决定，都必须快点，乔等不了了。”我很着急。

会议进行了很长时间，因为有多种解释和意见，大家从法律和伦理的角度讨论该做什么和不该做什么。从本质上说，医院面临的问题是是否尊重患者的意愿。乔在昏迷之前不久就向我口头表示过他拒绝抢救。他的意愿也得到了几位医生的支持，当然也包括我在内。我们无法妙手回春，乔的家属要求把乔治好，这在医学上是行不通的，他的器官在未来几天或几周内肯定会死亡。所以我们都相信，无论是从医学还是从伦理的角度考虑，抢救只会让乔遭受更多痛苦，应该停止。反对方则考虑医院会面临诉讼的风险。

后来，一名社会工作者提出了一个问题，质疑乔的儿女是否具有合法身份提出这种要求。“乔在与其女友同居的几年内与他的儿女们断绝了联系。乔清楚地表达了放弃抢救的要求，他们能突然出现并代表他提出与他意愿截然相反的要求吗？”

医院伦理委员会最终认定乔的家属的威胁无法实现，理由是他们可能没钱打官司，更没钱支付输掉官司的费用，而且他们也可能找不到愿意为他们辩护的律师。考虑到被起诉的可能性很小，医院伦理委员会选择了在医学上最可行、伦理上最合理，同时也满足乔本人意愿的方案，最终的决定是不予抢救。

护士们在乔死亡前几个小时给他注射了吗啡，不久他安详地离世了。讽刺的是，他的儿子和女儿居然没有留下来参加莎莉为他们的父亲安排的葬礼。他们离开了小镇，再也没有联系过医院，一如几年前离开他们的父亲时一样。

也许换一种情况，医院伦理委员会做出的决定可能会不一样。乔的事件提示，患者和医生都认为不必抢救，但没有 DNR/DNI 的书面生前预嘱，家属又主张抢救的，医院和医生可能会卷入法律和伦理纠纷。这时，就要考虑病情、伦理、患者的愿望、家属反对的原因和立场等因素，具体情况具体分析。虽然应该被优先考虑的是患者的意愿和医生意见，但在法律上可能存在其他限制和优先权。乔的病例中出现的法律和伦理争端，提醒我们需要开发一份指南，指导医生在患者弥留之际，迅速决定是否抢救，而当患者、医生、医生之间、患者家

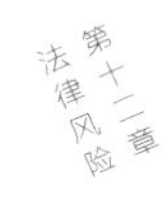

属的意见相左时，应该如何应对，如何处理。

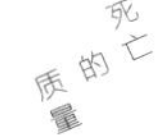

未雨绸缪

当患者病情危急，医生没有时间确认患者真正的意愿，或没有时间签署任何法律文件时，就会出现法律纠纷。在生死攸关的情况下，医疗小组必须在几分钟甚至几秒钟内完成对患者是否具有救治价值的评估，决定是否为患者做心肺复苏或气管插管。评估依据日后可以用于解释为何他们认为这是最佳方案。

蔡斯夫人 86 岁，独自生活。她有一名家政人员每天来帮她做铺床、洗碗和购物等日常家务。蔡斯夫人有两个孙女住在同一个镇上，她们每隔一两个星期来看望她一次。她的儿子住在美国的另一端，忙于照顾自己的家庭，顾不上她，他们之间一年只通几次电话。

我曾经一度把蔡斯夫人当作一个普通的患者，我们讨论过生前预嘱，但她从未有给过确切的表示。我接到她电话之前，已经有好几年没见过她了，所以我并不清楚她是否真像自诉的那样，一段时间以来一直在考虑生前预嘱。

“我透不过气来，”她在电话里说，“今天我像往常一样在家附近散步，突然间喘不上气。我不得不坐下来，感觉心脏跳得厉害。我差点晕过去，一两分钟后才恢复过来。我一直坚持吸氧，每晚睡觉前都吸几分钟。我害怕出事。”

“你应该马上去医院急诊室，我们可以在那里碰面。我的诊所没有设备，没法做检查，医院可以做。”我告诉她。

“好吧。”她说。但她没有马上去医院，而是第二天才去我诊所对面的医院急诊室。急诊室护士打电话通知我，顺便告诉我：“她好像得了肺炎。”

我赶到时，蔡斯夫人躺在急诊室的床上，正在做心电图，护士把她的 X 光片递给我，上面显示左肺有一处深灰色的阴影，提示肺部感染。

我刚要说出我的诊断，话未出口，一转身看到她的心率在几秒钟内急剧加速到每分钟 212 下，提示她有生命危险。然而，蔡斯夫人并没有表现出任何症状。通常心率太快时，心室还没来得及充盈就收缩了，因而心脏流向身体其他部位的血液就少了，这时患者通常会感到头晕、心悸、胸痛和气喘。到目前为止，蔡斯夫人还没有出现任何上述症状，也许是因为心率过快来得太突然了。尽管如此，她的心跳突然加快到危及生命的速度，提示问题严重。

但我没有马上告诉蔡斯夫人这一切，因为这可能会增加她的压力，使心跳加速。我示意她的孙女朱莉娅走到外面走廊上谈话。茱莉娅几年前曾和蔡斯夫人一起来过我的诊所。

“心跳太快了，可能是心脏病发作或心脏骤停的先兆，会危及生命。万一发生这两种病中的一种，你的祖母是否说过要抢救呢？”我问。

“我什么都不知道，”茱莉娅说，“你问她自己吧。”

于是，我不得不走回去问蔡斯夫人。果然不出所料，她立刻焦虑起来。

“你现在就要知道吗？为什么？”她问。

“可以等等再说。”我回答道。

生与死的选择对她来说可能压力太大了，她一时承受不了，我觉得这事应该缓缓再说。于是，我让护士给蔡斯夫人服用了降低心率的药，然后打电话向一位值得信赖的心脏科医生寻求建议。

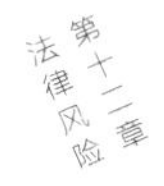

“我几分钟后就到。”他说。两分钟后他来了。

蔡斯夫人和她的两个孙女不知所措，我只好迅速做临终方案，我觉得心脏科医生的意见非常重要。我理解，当患者或其家属不愿或无法决定救与不救，而医生做出是否抢救的决定不仅是出于医疗上的考虑，还必须顾及可能带来的法律风险。抢救还是放弃，应该考虑两种情况。第一种情况是经医疗评估，患者有治疗价值，治疗后可以恢复到一个相对健康的状态。第二种情况是患者已没有生存机会，一两天或几个小时内就会死亡。在后一种情况下，更好的做法是不抢救。

“如果她心跳或呼吸骤停，你建议用什么方案？”我问心脏科医生。

他一边看监测仪上的数据，一边观察蔡斯夫人。但评估尚未结束，蔡斯夫人的心跳就开始慢了下来，几分钟后，心跳恢复到大约每分钟 125 下，似乎不再有严重的心律失常或心律不齐。

“现在看起来我不需要给建议了，看起来她自己会好的。”心脏科医生说。

危机解除了，但这提出了一个问题，患者突然病危，患者或其家人从未明确表示过是否抢救，医生该如何应对呢？我们当时做出的决定是基于医学上和法律上的双重考虑。当然，最佳办法是患者和家属能在无压力的情况下尽早签订 DNR/DNI，日后可以根据自己的意愿更改生前预嘱。但是，如果有一个医疗指南规定医生在没有取得书面生前预嘱时该如何处理，这样医生就不用承担法律风险，可以根据他们的评估，或根据患者或家属的口头表示决定是否抢救。所以及早决定临终方案很重要，患者病危时大家都处于高度紧张的状态，并不总是能够做出最佳决策，而且，生活变化无常，危险随时都可能发生，这不仅仅是对身患重疾的人，对每一个人都是如此。

当患者要求医助自杀时该怎么做

越来越多的人开始关注医助自杀是否合法。在美国，法律允许医助自杀的 5 个州，同时也规定了防止滥用医助自杀权的条款。允许医助自杀的适用条件是生存期在 6 个月以下的临终患者，需要得到两名医生的许可，才能获得结束生命的药品处方，而且必须在获得医生许可 72 小时后才能配药。关于安乐死法案的细节因州而异，但基本的观点是，临终患者的痛苦和折磨日益加剧，他们应该可以自愿结束其生命。关于必须得到两名医生的许可和 72 小时后才能配药的规定，是为了防止患者被他人强迫或引诱而做出提前结束生命的决定。

有两个案例使关于安乐死的话题在美国受到热议。一个是布列塔妮·梅纳德，她在 2014 年 11 月 1 日做出安乐死的决定，然后搬到俄勒冈州，打算在那里结束自己的生命，因为安乐死在俄勒冈州是合法的。另一个是晚期癌症患者克里斯蒂·奥唐纳于 2015 年 6 月底宣布自己将领导“加州安乐死立法运动”。这些案例推动了关于安乐死的立法进程。同年 10 月 5 日加州《临终选择法》正式通过。随后，华盛顿州和佛蒙特州也对安乐死立法，蒙大拿州一法院判决允许一例临终患者在医生的协助下提前结束生命。在我们撰写本书时，纽约州、密歇根州、威斯康星州、密苏里州和内华达州等 16 个州也正在推动安乐死或尊严死立法。[①]

医助自杀在美国引起热议，不时有同行医生问我，如果他们被要求提供此类帮助时该怎么办。我的回答是，这取决于所在州的法律规定。在安乐死合法的州，医生可以根据自己的宗教信仰和伦理观来决定是否协助患者提前结束生命。

在医助自杀尚未合法化的地方，传统的做法是为患者止痛的同时，采取必要的措施来保护生命。马萨诸塞州的方案是使用 DNR/DNI 或 DNR 子项组合方案，在这种模式下，医生不会协助患者提前结束生命，而是不抢救，为患者止痛，等其自然离世。

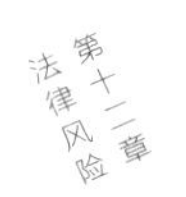

① 尊严死，2016 年 8 月 7 日，https://www.deathwithdignity.org/ take-action/。

第十三章

何时该做生前预嘱

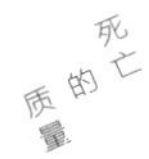

评估临终患者的生存期是一个难题。不管是急重症患者还是晚期慢性病患者，首先要评估抢救成功概率，然后要评估预后生存质量，他们可能要面对的是漫长的康复过程或失去肢体、瘫痪等终生残疾。

医生的天职是治病救人，尚有一线希望，就会努力挽救患者的生命。

但是针对终末期患者，施行抢救前就要插入一个程序，即前文所讨论的生前预嘱，明确患者是选择 DNR/DNI，还是选择全力抢救？

有的患者被送到医院前即已死亡，有的患者到院时还有抢救机会，然而，在有结果之前存在一个阶段，医生、患者及患者家属无法确定患者病情的严重程度，他们是没有生还机会，有部分生还机会，还是一定能生还？

评估何时进入临终阶段

评估病情已至终末期是非常复杂的，要基于以下几个因素：患者病情、既往病史、既往治疗史及治疗效果、当前用药情况、既往用药史，以及一名或多名医生对患者康复概率的评估意见。

病历会提供病史、用药史等信息，但如果患者没带病历，医生就不得不询问上述信息，但前提是患者能够连贯清晰地主诉病情。如果病历有存档，也可向患者家属或当时的就诊医院索要。

然而，这些信息有时对最终诊断没有帮助。这时医疗小组就要根据他们对患者的观察和检查资料做出治疗方案。例如，CT 片会显示患者是否有内出血或血管破裂的风险，是否有动脉瘤、脓肿、坏死组织和肿瘤等。结合这些资料，临床医生可以评估患者单个或多个重要器官的受损程度，评估病情的危重等级。

此外，评估生存期的难度还在于预后（指预测疾病的可能病程和结局）的不确定性。尽管医生通常可以根据患者的病情和既往病史等因素预测预后，但病情意外好转或恶化总是有可能的。有时被评估为无药可救的患者可能会突然好转，而正在康复的患者的病情可能会急转直下，奄奄一息。

在绝大多数情况下，医生的预后判断是准确的，但即使两名或多名医生的预后判断一致，总有一些患者对治疗的反应出乎意料。

医生的生存期诊断遭到患者及其家人的反对，原因是他们对临终状态的无知。医生认为患者无药可治，但是患者或其家属却认为有康复的希望，不顾医生的建议，坚持治疗，直至治疗失败，患者明显出现生命即将终结的迹象。这种分歧的结果通常以治疗无效而告终，患者本人饱受痛苦，这种折磨一直持续到其生命的最后一刻。

本章要说明的是对生存期的判定比较困难，而且可能存在变数，此外，本章还讨论当临床医生的评估与患者及其家属的看法相左时，该如何处理。

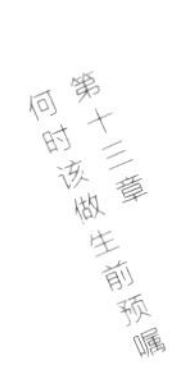

拖成晚期的癌症患者

有的患者被送到医院时是有望康复的，但在治疗的过程中却发现疾病发展到了晚期。例如，患者来做单纯的胆囊切除手术，但是在手术中却发现了之前没发现的肿瘤，或者癌症已经转移，施行了胆囊切除术后也无法治愈。这样的患者可以被归为晚期患者，但患者及其家属可能认可，也可能不认可这一判断。

亚历克斯波洛斯先生 70 多岁，外表气宇轩昂。他来我的诊所看病时，由两个女儿陪着，她们均 40 多岁。亚历克斯波洛斯是希腊裔美国人，他当年移民到美国时还只是一个十几岁的少年，几乎身无分文，寄住在一个远房亲戚家里。不久，他发现了自己有商业天赋，于是创建了几家小公司，向纽约郊区的希腊移民销售产品。后来，他成立了一家进出口公司，进口希腊时尚商品，生意兴隆。

亚历克斯波洛斯经常参加商务宴请，由于长时间摄入过于油腻的食物，其体重超标，他又喜好高糖高淀粉饮食，这引起胆固醇和血压升高。高血压和高胆固醇会导致主要器官代谢缓慢，体内废物无法及时排出，所以其饮食不能过饱，要限制高脂肪、高胆固醇的摄入，肉、奶酪、鸡蛋等动物蛋白的摄入不要过多。他的家庭医生劝他节制饮食，坚持锻炼身体，但是他做不到。他决定还是保持原来的饮食习惯不变，每周散步一两次就算做运动了。医生给他开的药，他也经常不吃，所以常规治疗没有效果。几个月后，他的疲劳感加重，他常常散步没走多远，就会感到疲乏，要不找张长凳坐下来休息几分钟，就会差点晕倒。他的家庭医生对此很担心，建议他去当地医院做生化检查。

亚历克斯波洛斯在当地医院做体检时，不小心摔了一跤，他随即被送到了我们医院急诊室。

这一跤造成他左髋关节骨折。髋关节骨折虽然不是致命的病，但我希望他至少能签订生前预嘱，以防发生意外时来不及做。为了尊重患者的意愿，医院的政策是让患者提前做好生前预嘱，如遇心脏骤停等突发疾病时，医院就知道如何处理。我向他解释了这些后，他二话没说就选择了 DNR/DNI。

“如果我心跳、呼吸停止，我不想折腾，不要抢救。”他这样告诉我。

我建议他做髋关节手术。

起初，这看上去就是一个相当普通的病例，尽管亚历克斯波洛斯先生需要继续定期治疗高血压和高血脂，但他看上去还算健康。他在髋关节手术中发生的小插曲也证明，经过治疗后他会恢复健康，所以对于他来说，做生前预嘱选择 DNR/DNI 就像是一个人寿保险计划，为未来提供保障。

他在髋关节手术中曾发生短暂的心脏骤停，手术小组对他进行大约 1 分钟的胸外按压后，他的心脏就恢复了跳动。手术小组决定暂停手术，3 天以后再继续手术。

第二次手术很顺利。外科医生修复了他的髋关节，根据计划他将在医院接受三四天的康复治疗，然后出院回家，恢复日常生活，只需每周来医院做一两次肾透析。

可惜治疗并没能按先前的计划进行，他实际上身患多种疾病，病情很复杂，没有治愈的希望了。

最先出现问题的是血压，他的血压持续升高，从 150/95 毫米汞柱到 160/98 毫米汞柱，再到 170/105 毫米汞柱。显然，他的身体多个部位出了问题，才导致血压飙升。尿检的结果显示他患了尿路感染。第二天，他的血压开始下降，但是却出现呼吸困难。

我一边给他做检查，一边讲述他的病情。

“你现在处于脱水状态，部分原因是感染造成的，这会影响你的身体机能。所以你需要补充水分，要多喝水，喝汤也行。水会帮助血压回升，还会改善呼吸。”我建议道。

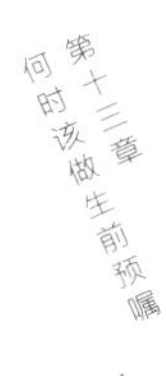

亚历克斯波洛斯先生点点头，也许是我的诊断赢得了他的信任，他才坦露了自己过去的健康问题。此前他以商人的防范之心一直在隐瞒自己的病情，但现在，他可以放心地向我透露他的秘密。

“以前我有肺积水，但治好了。我以为那是过去的事了，所以我什么也没说。但现在我觉得我应该提一下，因为我现在呼吸困难。”

我安排他做了X光胸透，发现他的肺上有一个结节。肺科医生诊断这个结节可能是个小肿瘤，之前的肺积水就是这个小肿瘤导致的，这次造成他呼吸困难的罪魁祸首应该也是它。

我意识到亚历克斯波洛斯先生的病情可能已进入临终阶段，我的判断在接下来的几天里得到了证实。

他在术后疼痛加剧，呼吸越发窘迫。我指示护士加大吗啡剂量，目的是缓解其疼痛，改善睡眠。但这时他开始出现恶心症状，一吃东西就吐，所以护士并没有给他用吗啡，而是用鼻胃导管，把胃里多余的东西导出来。尽管鼻胃导管令他遭了几天罪，但解决了呕吐的问题，他又能重新进食了。

更糟的是，他肺里的结节问题还没有解决，就陆续出现了尿道感染和血压大幅波动。他的血压骤升骤降，说明体内调节血压的系统出现问题，我敢肯定这时他的病情已经到了终末期。

我再次和他谈了他的生前预嘱之事。他之前选择DNR/DNI的时候是为了未雨绸缪，但是现在情况不同，他的生命即将终结。

我在他的床边坐下，向他说明了目前的情况。

“当然，我明白，”他回答道，“我要和我的家人商量一下。我有一个大家庭，我可能无法告诉每个人，但他们会一个传一个。”

两天后，他给他的两个女儿朱莉和安娜以及其他十几位亲戚打了电话。

“我告诉他们我想早死早利索，”他向我解释道，“从摔倒的那天起，我的生命就到头了。这一跤把以前的病都勾了出来，我还以为那些病已经治好了呢。”

他去世的前一天早上，我去查房时，他的两个女儿坐在床边陪着他，他告诉了我他有多痛。

“太折磨人了，”他皱着眉头喘息着，“你开的麻醉剂剂量不够。我摔的那一跤，代价是毁灭性的。你知道，我是一个坚强的人，我经历过很多不幸，生意失败，失去至亲，我都挺过去了。现在我太疼了，感到很无助，如果能看到希望，我也能挺过去，但是没有希望了，我知道我的时候到了。”

他刚说完，朱莉就忍不住大哭起来。“我们能开个家庭会议吗？”她问。

他的女儿们分别坐在病床的两边，拉着他的手哭，我默默地退出病房。

几个小时后，病房护士给我打电话说亚历克斯波洛斯先生的家人想见我。

傍晚 7 点，我们在病房开了一个简短的会议，他的女儿女婿、兄弟姐妹和孙子孙女总共十几个人在场。

我先是问亚历克斯波洛斯先生：“你还是坚持之前定的生前预嘱吗？”

“是的。我知道自己快不行了，我想安详地走。我的家人都在这里，他们的爱包围着我，我感到很欣慰。我准备好了。”

朱莉紧握着她爸爸的手，抬起头看着我说：“这里的每个人都明白我父亲的愿望。我们没有意见。不管他希望什么，我们都准备好了。”

我写下了医嘱，遵照亚历克斯波洛斯先生的愿望不予抢救。随后，护士进来给他滴注吗啡止痛。他的亲人们围坐在他身边，看样子打算一直陪伴他到最后一刻。

第二天大约凌晨 3 点，我接到值班护士的电话通知，亚历克斯波洛斯先生安详地去世了。

我挂上电话时，心里苦乐参半。生命的消逝总是令人悲伤的，但至少他按照自己选择的方式走完了人生最后一程，亲人们都陪在他身边，为他送行，他带着亲人们的告别和爱安然辞世。

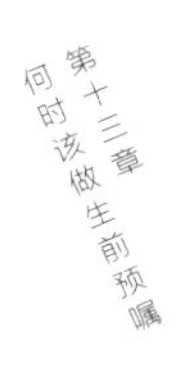

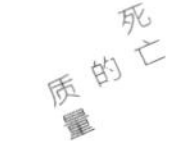

判断进行性疾病何时进入终末期

临床医生遇到的挑战之一是准确评估病情，尤其是癌症的进展，患者什么时候开始没有回头路了，生存期还有多长。在病情进入终末期之前，不同治疗手段可能会有不同的治疗效果，这些治疗可能对某些患者有效，但对其他患者可能无效。另一方面，有的癌症患者的病情已经进入中晚期，似乎已经无力回天，但患者竟然会奇迹般地康复，目前尚不清楚是什么造成这些奇迹。可能是人的免疫系统突然发生了应答，也可能是误打误撞的诊治，甚至可能是神职人员的祝福，没有人知道真正的原因。

关键的问题是什么时候应该因治愈无望而决定放弃治疗，理想情况下，在疾病进展到无药可救的阶段，患者和医生已经就治疗方案达成一致意见，以提供安慰和关怀为治疗目标。如果还没有一致的治疗意见，现在就应该抓紧制订出来，因为患者的病情随时会急转直下，那样的话，患者本人可能就无法决定下一步的治疗方案了。一旦患者丧失决策能力，就该由受托人代替患者选择。然而，如前所述，在没有达成一致意见的情况下，其责任医生或医疗小组将给出临终治疗方案。但这对患者来说是非常不幸的，医生会采用默认的做法，执行积极抢救，结果便是给患者带来更多的折磨和痛苦。

癌症是最常见的进行性疾病之一，这需要评估患者的生存期。布兰切特太太和萨顿夫人都是 70 多岁的高龄癌症患者，她们来我这里就诊时，癌细胞已经全身扩散，她们尽管努力与癌症抗争，带癌生存了好几年，最后还是被打垮了。下面就是她们的故事。

一位和善的肾癌患者

布兰切特太太是一名小学教师，她的丈夫是一家科学实验室的工程师。她有 3 个儿子，都 20 岁出头，一个在大公司做推销员，一个在小公司做 IT 经理，还有一个是零售店的销售员。这家人住在郊区，生活舒适。布兰切特太太的生活很充实，除了教书外，还在当地一家艺术馆做义务讲解员，在话剧院和几家社区组织做志愿者。

3 年前布兰切特太太先是感觉到后背进行性疼痛，后来出现尿血，这才去就医。她被诊断为早期肾癌后，在社区医院做了单肾切除手术。她休息了两周后，感觉良好，该做什么做什么，生活一如往常。

术后两年，她再次背痛，结果发现仅剩的一个肾里也有肿瘤。这次她没有做肾切除手术，如果双肾都被切除，她就得每天做透析来保命，所以她选择了放疗。放疗取得了很好的疗效，她和丈夫一同参加了社区的街头派对来庆祝抗癌成功。她还在社区俱乐部和当地图书馆发表演讲，讲述两次与癌症斗争取得胜利的经历，令大家印象深刻。

然而，癌症就像一株看似枯死的百年植物一样潜伏在她的体内，伺机开花。一年后，她来我的诊所，主诉背痛。

“几天前我感到背痛，我以为是搬箱子扭伤了，但不见好，反而越来越疼。我又开始便血了，而且屁股很痛，不敢走路，连挪动腿都疼。”

我看了她的病历，发现她以前得过肾癌。我给她检查后，发现她肾癌复发，而且癌细胞已经转移扩散到其他部位。她的髋骨骨折，这是造成她行走困难的原因。

布兰切特太太得知她髋骨骨折的消息时，百思不得其解。

“可是我没摔过跤哇。”她说。

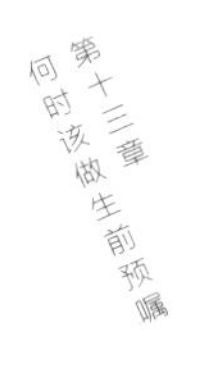

“不是摔跤的问题，”我告诉她，“骨折的原因是癌症在侵蚀骨头。”

“之前放疗对你有效，尽管这次不太可能彻底治好，但放疗可能还是会有些效果。”考虑到她的癌症可能已经到了晚期，我建议她进行放疗。

她回去后做了几周放疗。同时，她还参加了一个康复项目，经过一系列的锻炼，她渐渐能重新走路了。这个康复项目就像上瑜伽课，在教练的带领下做伸展和弯腿等动作。几周后，布兰切特太太给我打电话来说自己很激动。

“康复课很有帮助，我恢复得很好，很快就能参加志愿者活动了。”

我很受鼓舞，因为通常情况下，我的患者们都生命垂危，诊治过程充满伤感，我仅有的成就感来自于尽可能帮助患者在生命的最后时日里得到些安慰。但现在看来，布兰切特太太恢复得这么好，我可以暂时把她列为巨大的成功。

两个月后，布兰切特太太又打来电话，这次是个坏消息。

“我的癌症可能又复发了，现在没一样是好的。后背痛得我连路都走不动，虽然我一直在看疼痛门诊，吃止痛药，但走几步，屁股就会剧痛。上周我大多时候都躺在床上。我还特意买了张充气床，本想晚上能睡好点，但一点也不管用。”

“来医院吧，我马上过来。”我说。

大约一个小时后，布兰切特太太的丈夫开车送她来到医院，他们的大儿子也一起陪着。

我马上给她做检查，我让她躺在检查台上，然后把她翻过来检查背部，一股脓臭扑鼻而来，我和护士不禁都后退一步，戴上口罩继续检查。她的背上有一处伤口感染了，流着脓。我们给她做了一系列检查，包括背部和臀部的 X 光检查。

不出所料，她的癌症又复发了，而且这次更为凶险，据此我判断她的病情已经到了终末期。为了确认我的诊断，我请肿瘤科医生给布兰切特太太会诊，看她是否同意我制定的临终治疗方案，其中包括滴注吗啡。

“当然，我同意你的诊断。”肿瘤科医生说。

我把诊断和预后告诉了布兰切特太太，建议她在临终时刻不要抢救，无痛苦地度过人生的最后时刻。

“让我考虑几天吧。”她说。

两天后，她的丈夫搀扶着她走进医院。

她小心翼翼地坐到我对面的椅子上，表情非常痛苦。

“我同意你的建议，”布兰切特太太说，“我希望自己睡过去就不要醒来。每次醒来，我都很痛。”

第二天，我在她的病床边开了个会，她的丈夫和 3 个孩子都在。

我向大家解释了会议的目的：“我们这次要确定下来临终治疗方案是‘舒适和安慰’，这样我们就能执行布兰切特太太的愿望，不予抢救。”

“当然，”她丈夫说，“我们也是这个意思。”

与她最亲近的大儿子开口了：“如果有必要，我应该替妈妈决策，我同意这么做。我妈妈想要的对她来说就是最好的，我们都尊重妈妈的意愿。”

布兰切特太太的家人意见一致，半小时的会议相对简短而温馨。

在有些患者的家庭会议上，大家持不同立场，相互指责，暴露出人性最坏的一面，最后达成的治疗意见有的符合，有的违背患者本人的意愿。治疗方案确定了之后，我指示护士给布兰切特太太注射吗啡，使她尽可能感到舒适一些。

“根据她的舒适程度调整吗啡剂量，不要考虑时间间隔，最重要的是止痛，剩下的就交给时间吧。”

两天后，布兰切特太太走了。我得知消息后走进她的病房，我看到了她脸上残留的微笑，这说明她离开时没有痛苦。

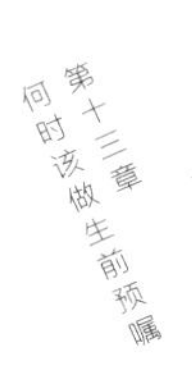

一位肿瘤合并糖尿病患者

我是萨顿夫人的家庭医生。我认识她时，她 70 多岁，她的丈夫已经去世了，她有一个儿子和两个女儿，都 40 多岁。她的家人有经济能力，资助她住在一个退休社区的私人公寓里，那里提供专门的护理服务，也提供全天候的护理服务。这个社区招收 60 岁以上的老人，老人们根据自己的健康状况和认知程度做自己愿意做的事情。这里也是一个社交场所，萨顿夫人可以根据个人喜好参加活动，她可以去看电影，参加即兴小品表演，跟其他患者一起吃饭，也可独自进餐，还可以邀请人来做客。这有点像专门为老年人设立的营地，一处能够随着患者的病情发展而满足患者需要的理想的、舒适的环境。

她第一次来我这里就诊时，我发现她除了几年前复发的癌症外，又患上了结肠癌和咽喉癌。其中，咽喉癌的致病原因可能是长期大量吸烟。此外，她还是多年的糖尿病患者。我告诉她检查出来这些病，她说“对不起”，神情就像一个被抓到正从饼干罐里偷拿饼干的小孩，虽然听着有些歉意，但内心真实的声音是：“其实没什么啦。”

萨顿夫人说：“我是个坏老太太，现在被你抓住了。我知道你想叫我戒烟，但我戒不掉，索性就不戒了，这大概是上帝惩罚我的方式。你让我不吃糖，但是我不能没有糖果。我也没吃控制糖尿病的药。我太坏了。”

说着她笑了起来，但我笑不出来。

“听好，”我说，“这才是你的选择，我们可以再试一次，你还有机会，必须控制血糖。”

“好吧，我试试。”她说。我又重申了我的建议：减糖，吃药。

然而，她只是偶尔遵从医嘱。几周后，她因咳嗽来到我的诊所。由于她没有其他症状，我只给她开了止咳糖浆。一个月后，她打电话来要求续药。

“你来我的诊所复诊吧，我想给你拍一张胸透，看看为什么咳嗽到现在还没好，这样考虑也是因为你有咽喉癌病史。”

“别忘了我还在抽烟。”萨顿夫人轻描淡写地说，听起来有些不太高兴，似乎认为我说得太严重了。

“是的，抽烟也导致咳嗽。”我回答道。

第二天，她拍了X光片，我发现她的胸部有一个占位。为了确定这个占位的性质，我安排她做了CT扫描。

“CT扫描出的是三维图像，相比普通X光检查，能提供更详细的信息。”我向她解释。

我把她带到CT机房做检查。CT医师坐在控制室里操作整个检查过程，通过对讲机与患者交流。萨顿夫人躺在一张窄窄的可以滑动的检查床上，这张检查床的顶端上空有一个环形箱，箱体中间有一条很短的隧道。萨顿夫人随检查床缓缓滑入箱体隧道，X光管被固定在一个可移动的圆环上面，环绕在箱体内部边缘。圆环还装备了一组X光检测器，与X光管正好相对。发动机带动圆环，这样X光管与X光检测器就能环绕患者的身体运动。每次完整的环绕，能够扫描身体横截面窄窄的一段。每次环绕一圈之后，控制系统将平台向箱内继续移动，这样X光管与X光检测器可以继续扫描下一段身体。通过这种方式，机器便能记录所有的X光切面。电脑调控X光的不同强度，以便更好地扫描体内不同组织。当萨顿夫人完全通过机器后，电脑将每次扫描所得到的信息进行合成，然后形成详细的图像。这个过程有点像做脑部核磁共振一样，但这一次萨顿夫人做的是胸部CT扫描和PET全身扫描。PET扫描的全称是“正电子发射型计算机断层显像”。PET扫描可以测量人体组织的氧摄取、血流变化和葡萄糖代谢情况，重要的是，能够区分正常组织和肿瘤，达到诊断的目的。

萨顿夫人的表现一如往常，玩心很重。

“哇！有点像穿过一个有趣的房子！”她躺在检查床上越滑越远，像孩子一样好奇。

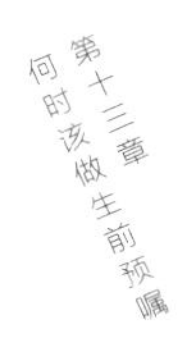

但这可不是闹着玩的。CT扫描到她的气管右侧有一个很大的肿块，气管可是主要的呼吸管道。

我告诉她：“这是非常严重的，肿块很快会阻塞你的气管，这样你就没法呼吸了。难怪你这几个星期一直咳嗽。”

我很快将她转诊到癌症中心，把她的资料全部转过去，包括 CT 和 PET 图像及报告。

“这是生死攸关的事，”我告诉她，“可能还有希望，但如果你想好起来，就要遵照医嘱治疗。”

“没问题。”萨顿夫人表态说。这一次，她没心思开玩笑，相反，她看上去有些心事重重。

但她真的会遵从医嘱吗？再次放疗和手术能有效地阻止癌细胞扩散吗？她的糖尿病能再次得到控制吗？

这就像一个医学版的侦破神秘谋杀案，破案的线索是患者遵医嘱治疗。但她会吗？她遵医嘱也好，不遵医嘱也好，她还能好起来吗？尽管我没有抱太大希望，但我认为她的病情尚未发展到终末期。

大约两周后，萨顿夫人因咳血被送进急诊室。咳血是指喉部或以下的呼吸道（即气管、支气管或肺组织）出血，经咳嗽从口腔排出。有时她直接咳出血，有时咳出的痰中带血。她因咽喉癌和气管癌接受了常规的放疗后开始吐血。

我冲过去看她，结果不太好。她的呼吸很浅，右胸没有起伏，颈静脉怒张，呈紫色。颈静脉是人体头部血液回流心脏的管线，正常情况下，吸气时，颈静脉收缩，呼气时，颈静脉扩张。颈静脉怒张可反映右心房压力及容积的变化，是临床判定右心衰竭的一项重要指标。但好在萨顿夫人意识清醒。

“看起来很严重，我判断是气管肿瘤阻碍血液回流到心脏，但还要做一次胸部 CT 扫描，看看肿瘤有多大。”我说。

“那生前预嘱的事呢？”她问。

“我们可以再做一次。”我说。

“那就把我救过来吧，”她说，“我过去没有照你说的去做，但这次，我不会不听话的。这是一个警钟。”

我犹豫了一下，不愿意告诉她死亡已经临近，现在已经没有希望了，再改也来不及了。现在，死亡只是时间问题，也许只剩几天。

“不幸的是，太晚了，多个器官多种疾病。我尊重你的意愿，但我建议如果你一旦心跳或呼吸停止，就不要抢救了。”我最后还是决定告诉她。

萨顿夫人艰难地点了点头。

她的儿子和两个女儿正在急诊室外面紧张地等待消息。我走过去向他们简要介绍了萨顿夫人的病情进展，然后说：“你们妈妈的情况跟普通心脏骤停的临终患者不一样，因为她有气管肿瘤，不适用气管插管抢救。所以，如果她的心跳停止，我不建议抢救，她也同意这样做。”

她的儿女们讨论了一会儿，最后，她的儿子告诉我：“可以。我们没意见。”

然后我领着她的家人去看她，把他们领到我就走了，这样他们就可以私下里交流，这可能是他们的最后一次家庭聚会。

考虑到萨顿夫人的病情，我不想让她把珍贵的时间浪费在讨论不太可能发生的“万一”上面。让他们在一起度过最后的时光更好，这样她就能走得更安心，她的家人也会感到宽慰。

中途变卦的急症患者

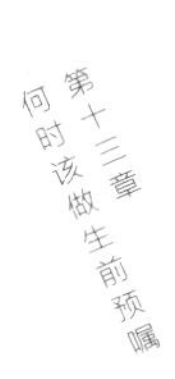

有的患者已经书面签订生前预嘱，放弃抢救，但当命悬一线时突然反悔，大喊：“救救我，救救我！”一切大乱，这时你该怎么做？这一幕堪比电视剧《实习医生格蕾》或《急诊室的故事》中的情节，医生们在手术室里忙成一团，但没有人确定自己该怎么做，是应该执行书面的生前预嘱，还是对本已没救的患者上演一场戏剧性的抢救大戏呢？

拉尔夫·汤普森就是这样一个中途变卦的病例。他 95 岁，在养老院里住了 10 多年，后来患了肺炎，呼吸困难。到目前为止，医院联系不到他的家人。他的兄弟姐妹们早在几年前就去世了，他的儿女们在70多岁时也相继去世了，孙子孙女们分道扬镳，各过各的日子。他只能靠自己，好在他一点也不糊涂，平日里和朋友们打打桥牌，在花园里种种花草，不下雨的时候靠助行器的帮助在院子里散散步。

他因感染了肺炎来住院，身体非常虚弱。起初，我们评估他的肺炎能治好，按照程序，我和他讨论生前预嘱，建议他选择DNR/DNI，他很快同意了："这就是我想要的，我想安详痛快地走。"

但有一天晚上，他突然感到憋气，在辗转反侧中熬了一整夜。

第二天早上我接到医院的电话后去看他，他支撑着坐在病床上，边喘边说："我整晚……都喘……不过气。医生，请……帮帮我。"

"我看看能做些什么。"我先安慰他说。

我向值班护士交代了他的病情后，马上通知快速反应小组。几分钟后，几名重症监护室的护士、一名护理长、一名呼吸治疗师和几名病房护士冲进他的病房，其中一名护士立刻给他服下平喘药。

平喘药对他没什么效果，他喘得越来越厉害。

我立即掏出手机给麻醉科打电话："患者呼吸困难，派人来插管。"

几分钟后，麻醉师和他的助手带着呼吸机冲进来了。

他们立马架设呼吸机，这时，吉娜刚好走进病房，目睹了这一切。她说："我被指定为拉尔夫·汤普森的受托人，医院给我打电话，告诉了我他的情况。"吉娜是拉尔夫的前儿媳，他的儿子把她甩了。

由于拉尔夫无法表达自己的意愿，医疗小组就询问他的受托人吉娜的意见。

"拒绝插管，他以前是这样说的。他已经95岁了，这样一折腾也得折腾死。不抢救是最合理的。"吉娜说。

然而，拉尔夫在病房里不停地、吃力地呼救："救……救救我！"

这一幕，就像电影里的场景一样：面对一份放弃抢救的生前预嘱书和一个生命垂危正痛苦地呼救的患者，医生进退两难，这时患者的受托人匆匆赶到。一天前，我还不确定拉尔夫的病情已经到了末期，但那个难熬的夜晚过后，显然他已危在旦夕。他的受托人和医疗小组面临的头等大事是，是否应该停止抢救，使拉尔夫能走得安详些。

吉娜给她的现任丈夫打电话征求建议，但一直打不通。时间一分一秒地流逝，麻醉师正在给拉尔夫接插管。

最后，吉娜放弃了向她丈夫征求意见的想法。

“好吧，我认为要停止抢救，”她说，“我是拉尔夫的受托人，不要救了，他不会再好起来的，只会更遭罪。还是停了吧。”

她做出这个决定后，我冲进病房对麻醉师说：“停下，停下，不插管了。”

恰好此时拉尔夫已经陷入昏迷，不再呼救了，看来中断插管抢救是正确的。现在医疗小组继续使用 BiPAP 呼吸机和支气管扩张剂帮助拉尔夫呼吸，护士给他滴注吗啡，又打了一针安定文锭。不一会儿，拉尔夫恢复了深呼吸。我们一致认为，刚才的决策十分明智，没有给他插管，没有做胸外按压、电击除颤等全力抢救措施，否则他的病情只会更严重，他会受更多的苦。

其实，所有抢救措施都无法改变这样一个事实：从那个晚上开始，拉尔夫的病情已经从有望康复的状态明显转向末期。几天后，拉尔夫停止了呼吸，平静地去世了。

及时做了生前预嘱的患者

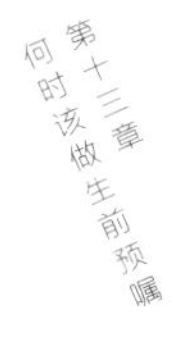

为癌症患者制定治疗方案有一个绕不过的难题，那就是评估患者的生存期。不管生存期长短，患者听到自己患癌的消息自然都会恐慌不安。

最常见的癌症是皮肤癌，除黑色素瘤外，其他的皮肤癌治疗效果都较好。人在日光浴时，紫外线引起的皮肤细胞 DNA（脱氧核糖核酸）损伤未能修复，皮肤细胞突变，迅速增殖并形成黑色素瘤。黑色素瘤通常呈黑色或红棕色，有的呈粉色、红色、紫色、蓝色、白色，或无色素性。如果早发现早治疗，黑色素瘤通常是可以治愈的，但如果没有得到及时治疗，黑色素瘤生长并扩散到身体的其他部位，就难以医治，甚至危及生命。

与皮肤癌相比，体内大器官肿瘤，如结肠癌、肺癌和乳房癌通常容易转移到肝脏、肺、骨头等处，或出现远处转移。肿瘤会影响这些器官的生理功能，或对它们造成挤压。当肿瘤压迫食道时，患者会出现进食困难；当压迫脊髓的时候，患者行动会受到影响。腹腔肿瘤会对周围组织器官造成压迫和移位，产生腹腔积液，影响消化功能。

大多数癌症患者的病情呈进行性发展，预测何时进入终末期存在不确定性。在病情没有达到终末期的任何阶段，治疗都可能会有效果，病情会得到缓解。有时病情进入终末期之后也会缓解。但多数情况下，治疗不起作用，疾病会继续发展。

由于癌症的进展存在不确定性，尽早决定临终方案就非常重要。跟患者讨论生前预嘱有些令人难以启齿，大多数患者不愿讨论这个话题，有的是因为不愿面对死亡，有的还对治愈抱有希望，既然有望治好，就没有讨论生前预嘱的必要。此外，如果患者病情稳定，当然也没有理由挑起这个话题。

许多肿瘤患者在明确病情已到晚期之前，尽管遭受疾病的折磨，也拒绝承认病情在恶化。不幸的是，一些患者临终时没有做生前预嘱，届时只好由其家人或医生为他们选择抢救方案，但这样做出的方案是否符合患者本人的意愿就不一定了。

另一个问题是生前预嘱的不确定性，患者及其亲属可以以任何原因改变或撤销生前预嘱。患者本人的决定才是关键，但如果患者本人没有决策能力，就会由亲属代理决策，受托人的次序要依法确定，就像国王驾崩或退位时王位的继承一样。

巴里不到 80 岁，退休前是纽约一家初创科技公司的 CEO（首席执行官），他资产丰厚，有大笔现金、股票、债券和投资。他退休后尽情地享受着逍遥自在的绅士生活：周游世界，在全球顶级高尔夫俱乐部打球，参加艺术馆的招待会和拍卖会，生活真是美好。

他的肩膀上出现一颗暗褐色的痣，不疼不痒，他没当回事，用衣服遮盖住就好了。这颗痣越长越大，他就涂点药膏了事，没有及时去看医生。

这颗痣实际上是黑色素瘤，病因大概是过度暴晒。当时，这颗黑色素瘤还是局部问题，如果及时被切除的话，他就没事了。但是后来癌细胞扩散到其他器官，开始对他的生活造成了影响，比如他在高尔夫球场漫步时会气喘，吃了大餐后胃会不舒服，在艺术节开幕式上发表演讲时不住地咳嗽。一开始，他并没有把这些症状与肩膀上那颗越来越大的痣联系起来，而是以为是自己过度劳累，吃得太饱，或者感冒的缘故。

这些症状持续了一个月，越来越明显，于是他来医院做检查。我跟他谈起生前预嘱的事，他说："现在把我这个病治好就行了，我的退休生活丰富多彩，我只想快点好起来。我现在不想那么远的事，只享受现在。"

既然这样，我就暂时搁置了这个话题，转而与肿瘤科医生讨论了他的治疗方案。我怀疑即使他的症状能缓解，也只是暂时的，癌细胞已经扩散。

有一段时间，巴里看上去一切无恙。他很快就恢复了原来挥金如土、逍遥自在的退休生活，除打高尔夫、旅行度假、参加艺术展览和拍卖会之外，他还享受刺激的体育赛事，比如坐在最佳观赏席位上观看美式橄榄球四分卫比赛和马球比赛等。他觉得自己的身体没有问题。

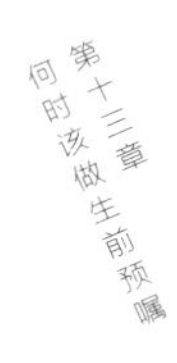

但后来那些症状又出现了，而且比以前更严重。一天他参加一个慈善盛典活动，在洗手间里突然喘不上气，每呼吸一次都要吐血。他被送到医院紧急手术，他这才不得不承认现实。

“我快要死了，医生。”他喘着说。

“现在还说不准。但，也许吧。”

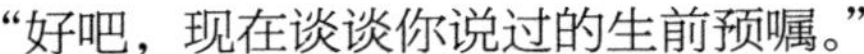
“好吧，现在谈谈你说过的生前预嘱。”

然后我向他解释了 DNR/DNI 和全力抢救方案，刚说完，手术室的医生就走了进来。

“尤其是我退休后的这几年，生活太美好了。但现在我明白这一切都结束了。我病得太厉害，如果我被抢救过来，就得闷在家里、护理中心、养老院，或在临终关怀医院中度过余生，我不想这样生活。医生，我现在可以签名放弃抢救，我准备好了。”

赶在手术之前，他在生前预嘱书上选择了 DNR/DNI，并签字确认。

手术后没几天，巴里陷入半昏迷状态，慢慢停止了呼吸和心跳。他去世了，以他愿意的方式。

巴里的故事说明，对于有进行性疾病的患者，比如癌症患者，一旦判断其病情不可逆转，应尽早与患者及其家人商量生前预嘱。即使其病情存在逆转的机会，尽早做生前预嘱仍不失为一个好主意，因为有时疾病的进展是不可预测的。在疾病的最后阶段，可能出现的并发症越来越多，如肺部感染、突发肺血栓和下肢静脉血栓等，这些都可能会危及生命。有了生前预嘱，医疗小组在处理危急危重患者时就不会思路混乱。

就巴里这个病例而言，幸而他当时头脑清醒，在被推入手术室前，签署了生前预嘱，放弃抢救。但是有很多患者在进手术室前已经意识模糊，如果之前没有做生前预嘱，时间又紧急，一般来说，医生会采取默认的方案，也就是说会全力抢救。

大多数患者及其亲属都不希望看到患者苟延残喘，饱受病痛的折磨，所以应尽早做生前预嘱。有些患者像巴里一样，在病危前可能忌讳谈论生前预嘱，最理想的处理方式是，一旦病情进入终末期，就不要再回避这个话题，争取尽早做出生前预嘱。癌症等进行性疾病在治疗过程中有康复和缓解的机会，问题在于，病情何时进入终末期有时不好预测。尽早帮助患者了解不同的抢救方案，尽早做出生前预嘱是最明智的做法。

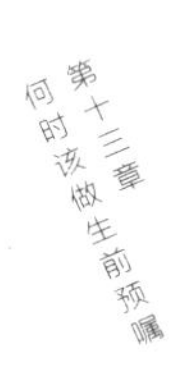

第十四章

从抗拒到接受

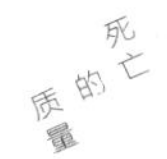

有时临床评估认为患者的病情已达终末期，但该诊断受到患者的质疑，有时也遭到其他医生的反对。患者不接受诊断可能是因为他们拒绝面对死亡，希望诊断是错误的，可以重新得到修正。有的患者即使接受即将死亡的事实，在做生前预嘱时也会不知如何选择是好，还会多次改变主意。多次更改生前预嘱的患者的病情突然恶化，医生如何应对？在治疗晚期患者时，治疗的力度应该有多大？本章将讨论这些问题。

与死神抗争到底

有时，所有症状都支持病情已经到了晚期，但患者还是拒绝接受现实。他们千方百计医治，希望在与病魔搏斗的过程中扳回一局。然而，这只是拖延时间而已，最终他们会发现努力换回一场空。

莫斯科维茨太太 60 多岁，是一家珠宝店的老板，住在一个高档社区。她做事雷厉风行，说一不二。她手下有 6 名员工，对她的管理服服帖帖。她有两个儿子马特和凯文，他们都是 40 多岁，与她非常亲近。对于妈妈的要求，这两个儿子即使心里不情愿，但表面上还是会服从。例如，她要两个儿子来参加家庭聚会，但是不能带上他们的妻子，他们就会照办，而不是与她理论一番。

莫斯科维茨太太得了肺癌，晚期，两年中住了三次院。从保守治疗到手术切除，她用了各种治疗手段。后来，医生警告她戒烟，但她根本不当回事，好像她能够战胜自然法则。也许她认为自己生意成功，不管治疗费多高都负担得起。医生认为她的病已到末期，再继续积极治疗没有任何好处，但她还是一意孤行，认为这一次医生可以将肺上残余的肿瘤切掉。但一切都已经太迟了，她的肺不能再切了，否则就不能维持呼吸功能了，况且，癌细胞已经扩散。死亡只是时间问题，她的生存期可能只有几个月甚至几周。

现在莫斯科维茨太太坐在我对面，她的两个儿子坐在她旁边，明知预后不佳，她却要求我安排进一步治疗。从她的声音可以听出来她很虚弱，很疲惫，但她却强迫自己坐得笔直，仿佛这样显得自己很有掌控力。

“我相信再做一次手术就可以切除病变组织，这样我的病就可以治好了。”她说。

然而，我确信她的病已经没有治疗价值，尽管她不愿意承认，但所有的症状都表明她已朝不保夕。

“我们再也无能为力了。”我坚定地告诉她。

“为什么不治呢？”她问道，“为什么不能再手术一次，取出肺部和身体其他部位残留的癌细胞呢？再说，也可以做放疗，杀死癌细胞哇。”

“癌细胞已经广泛转移，手术或放疗都会破坏器官功能，肯定会导致死亡，所以没有理由使用这两种治疗手段。现在药物也不起作用，以前也用过，但没有疗效。”

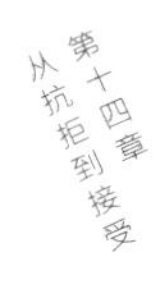

“嗯，也许这次不一样，这次可能会有效。我现在很注意饮食，也很注意休息，压力也没以前大了。”

无论莫斯科维茨太太做什么努力也无法扭转局面了，我把刚收到的血检报告递给她，上面的数据无情地显示她的情况有多糟。

“你看，你的骨髓造血面积非常低，无法生成足够的血细胞，不能满足愈合条件。你的血小板也快到底了，正常人有大约 15 万个血小板，但是你的只有大约 3 万个。血小板是体内最小的血细胞，成圆盘状，起凝血和止血作用。像你这个情况，一旦皮肤上有任何伤口或内脏出血，就会血流不止。这就像血友病患者受伤一样，不过你这种情况更凶险。”

“那可以输血呀。”莫斯科维茨太太说。

“输血不起作用，你的血小板计数太少了，无法持续供血。再加上你的血压很低，体重很轻，身体虚弱，你的血小板数量下降得很快，这表明骨髓已经失去造血功能。”

莫斯科维茨太太看上去若有所思，也许是被这些医学术语弄糊涂了。

我一股脑儿地告诉她这些是想让她明白，任何进一步的治疗都是徒劳的。我很遗憾自己不得不这样直截了当地告诉她这个坏消息，但我只能这样做，帮助她和她的儿子们认清事实，尽早做临终准备。

“你需要明白，现在所有的治疗都是徒劳的。即使治疗，比如输血，最多也只能让你多活几天，除此之外就没有办法了。所以我建议你还是顺其自然吧。”

“但我还是想治疗，”莫斯科维茨太太的态度很坚决，“活着就有希望。”

“要么顺其自然吧？”她的一个儿子劝她说。

“不，我要输血。”莫斯科维茨太太仍旧不肯放弃。

“好吧，如果你坚持输血的话，我来安排。”我说。

他们离开后，我与照顾莫斯科维茨太太的两名护士、姑息治疗小组和两名社工讨论了她的要求。

“我们可以向医院伦理委员会申请召开会议。”姑息治疗小组的一名医生建议道，“医院伦理委员会可以‘证明’输血对临终患者的治疗是完全无效的。”

但是，立刻把医院伦理委员会所有成员召集在一起是不可能的。莫斯科维茨太太的血小板数量很低，我担心她万一出血，可能会止不住，但也只能按既定方案给她输血。

莫斯科维茨太太的生前预嘱是全力抢救，也就是说，当她心跳停止时，我们必须竭尽全力把她救回来。

几天后，莫斯科维茨太太和她的儿子们回到了医院，我给她输了血和血小板。输血的过程很简单，大约两个小时就完成了。

莫斯科维茨太太等她儿子来接她时对我说："我感觉舒服多了，谢谢你为我所做的一切。"

莫斯科维茨太太的情况很快就稳定下来了，但长期来看，其病情仍不乐观。她的病情仍然危重，现在只是暂时延长了治疗过程。

几天后，我接到她儿子的电话说他们的母亲当天去世了，她去世时很平静。当值班护士在常规巡视时发现她已经死了一段时间了，所以她错过了抢救时机。

当莫斯科维茨太太在她两个儿子的陪伴下来到我的诊所时，她的病情就已经到了终末期。如果我早点见到她，就会提早评估她的病情。然而，到底从哪一天开始才算晚期呢？确切的日期难以确定。但具体时间已经不重要了，基本事实并未改变：她的病情已经到了终末期，没有什么灵丹妙药可以救她，事实上，她在诊断出终末期几周后就去世了。

贻误治疗

不幸的是，很多患者逃避现实，尽管死亡不可避免，也要竭力抗争。不过有时候，患者可能会拒绝医生推荐的治疗方案，因为他们相信自己的病情没有实际的那么严重。

罗伯茨太太就是这种情况，她 71 岁，患有终末期肾病和多发性骨髓瘤。多发性骨髓瘤是血液系统恶性肿瘤。在骨髓瘤中，正常的浆细胞转化为恶性细胞，产生大量异常的免疫球蛋白，称为“单克隆免疫球蛋白”或“M 蛋白”，导致骨痛、贫血、虚弱和免疫力低下。

发病前，罗伯茨太太在一家大公司做簿记员，现在在退休社区生活。她跟家人不怎么联系，她的孩子们住在全国各地，其中有 3 个孩子自己也疾病缠身，两个女儿中一个患有癌症，另一个患有躁郁症，还有一个儿子患有精神分裂症。尽管另一个儿子没什么大病，但他只是偶尔在节假日与她共进晚餐。退休社区对她来说就像一个代理家庭，她经常参加各种活动，与一些女性建立了牢固的友谊。

大约 3 个月前，她来医院看腰痛。给她做了检查后，我很快就诊断出她患有肾病和早期骨髓癌。然后我请了两名肿瘤科医生给她做检查，结果他们也认同我的诊断，然后，我将她转到癌症中心。

我建议她：“我想你现在可以回家了。但是我希望你能回来做进一步的治疗，包括化疗。你在癌症中心接受治疗时我们也会经常去看你，以便监测病情进展。如果我们发现有什么问题，你就得住院治疗，因为有些治疗在门诊不能做。”

遗憾的是她没有接受我的建议，一直没来治疗。

她后来住院的病因是直肠血管瘤出血，之前的肾病和骨髓癌更严重了。在此之前，她的病情未到晚期，通过适当的治疗，肾病有逆转机会，多发性骨髓瘤也能进入缓解期。但是现在这两种病都很严重，据此我将她评估为临终患者。

“现在怎么治疗？”她问我，“输血怎么样？ 另外，我的心脏好像有点问题，突然‘怦怦怦’跳得很快，接着我就感到头晕，没力气，有时还会透不过气。”

我意识到她描述的是房颤的症状。房颤的症状是心率过快，心律不齐。我以前给她开过治疗房颤的药，可惜她没有坚持服药，现在病情恶化，但是已经没有后悔药了。

我向罗伯茨太太解释，语气尽量温和：“我们已尽力了，疾病现在已到晚期了，最好的方法就是缓解疼痛。”

她沉默了好一会儿，看上去再也无法否认，终于接受了自己的处境。出血、气急、虚弱、头晕和昏厥，这些症状使她认识到自己不得不面对现实。

“你想让住在附近的儿子帮你决定吗？”我问道。

她立刻回过神来：“不，我自己决定。我想你的建议是合理的。”

我给她开了吗啡和安定文锭止痛。她还算幸运，仍然能正常饮食，可以享受最后的美味。

罗伯茨太太的儿子赶过来帮她，他们一起离开我的诊所时，面容平静，好像都接受了这个结局。让她接受现实是一项长期的斗争，她拖了 3 个月，错过了治疗时机，直到再也无法否认的时候，她和她的儿子都能接受现实了。后来我告诉她生命将逝，怎样做才能让自己尽可能地舒适，对此我感觉很欣慰。不幸中的万幸是，罗伯茨太太在她最后的日子里，什么都吃得下。

救还是不救？

患者在治疗过程中会推翻之前在生前预嘱里选好的方案。在疾病进展到晚期之前，患者都有可能改变主意，有些患者甚至在病情恶化之后也会这样做，这可能是因为他们突然间燃起对生的渴望。

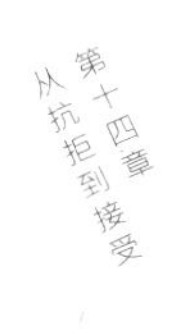

拉美裔患者米莉娅姆·萨帕塔就是这种情况。她 57 岁，有吸毒史，而且吸食多种毒品。她几年前开始接受美沙酮门诊治疗。（美沙酮是针对吸毒者采取的一种替代疗法。美沙酮门诊为吸毒人员提供美沙酮治疗，戒毒者需要每天去门诊并当场服下美沙酮。）美沙酮门诊为吸毒者提供了合法服用美沙酮的机会，这样他们就可以正常生活，而不必偷偷摸摸寻找非法毒品。米莉娅姆栖身在一个居住条件很差的旅店里，那里经常有老鼠出没。她住在一个很小的房间里，每天除了到处串门，就是窝在房间里或大堂里看电视，无所事事。她偶尔会去看望住在郊区的孩子们和年迈的父母。他们愿意帮助她重新开始生活，希望她接受职业培训，然后找一份稳定的工作。但米莉娅姆三天打鱼两天晒网，什么都做不长。她不断失业，贫病交加，浪迹街头。但至少美沙酮能帮助她摆脱海洛因和冰毒，这是她恢复正常生活的第一步。

"太疼了，我什么都吃不下。"她因腹痛来医院就诊。

我查看了她的病历，米莉娅姆也简要地讲了她的既往病史。

"我最近在波士顿的时候突然胃疼，那里的医生说我的胰腺上长了个肿瘤。他们让我去附近的一个护理中心做活检，结果是阴性的，但他们说很可能是癌症，然后就把我送回家了。"

"他们给你用过什么药？"

"就几片止痛药，大概是阿司匹林或泰诺之类的，我记不清了。因为吃药后一两天就不疼了，所以我一直没有多想。"

此时，我不确定她的病情是否非常严重，她看上去意识清醒，很乐观，我想趁这个时机跟她讨论一下生前预嘱的事。她立刻说："如果真的没救了，就别救我。我只想快点安静地走。"她的语气非常坚定。

她离开后，我考虑到止痛药似乎缓解了她的症状，于是与消化科医生讨论了这个病例，让他评估一下预后情况。

"她的胰头上长了一个 3 英寸大小的肿瘤。她自诉已经有一段时间吃不下东西，估计有肾衰的情况。她的肝脏问题也不少，有急性黄疸型肝炎、肝硬化，还有丙肝，这与她酗酒和吸食多种毒品有关，这些病在嗜酒如命的人和吸毒者中很常见。"消化科医生解释道。

我第一次见到米莉娅姆的时候，就意识到她同时患有多个器官衰竭，预后不良。这就好比企业经营中，不是一个系统，而是多个系统都失灵了，难以修复，结果问题越来越多，最终破产。

几天后，我告诉米莉娅姆我与消化科医生的诊断意见，她看起来头脑很清醒，理解了我的意思。

“是的，我知道预后很差，我同意 DNR/DNI。如果治不了了，还是能少遭罪就少遭罪。”她说。

“病太多了，这就是所说的‘多系统器官衰竭’。”

“我真希望年轻的时候能够控制自己，少喝酒，没吸毒，”她伤感地说，“那样的话，就不会有今天了。”

我遗憾地点点头，听起来她完全了解自己的处境，我不需要再多说什么了。

但就在她回家的路上，她出现了急性焦虑发作，并伴有短暂的气急。她摇摇晃晃地在下一站下了车，当她站在离自己家几个街区远的另一家廉价旅馆门口时，产生了幻觉。她看到一个穿着白色长袍的身影走到她面前，说：“你仍然可以改变你的生活，还有时间。”说完，那人影在一阵白光中消失了。她认为这是上帝给她的一个信号，暗示她还有希望。她只需要痛改前非，就会痊愈。

她给我打电话说：“我改主意了，我要撤销 DNR/DNI。我现在相信自己能好起来。我想去见我的家人，把这个好消息告诉他们。”

实际上，米莉娅姆出现幻觉说明她的病情更严重。现在她又染上了重感冒，这更是雪上加霜。

第二天，我们开了会，除了米莉娅姆多年未见的几位家人——她的父母、儿子和两个女儿之外，我还邀请了一位来自社会服务机构的代表、一位牧师以及两名姑息护理小组的医护人员，共同讨论她未来的姑息治疗。

我介绍了米莉娅姆的病情后，告诉大家她之前选择了 DNR/DNI。“米莉娅姆最初表示，一旦她的病情明显恶化，无药可治，她只是想减少痛苦。”我说。

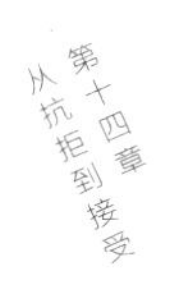

“是这样的。”她父亲代表在场的一家人说。

但米莉娅姆决心改变一切：“我想要活下去，我要治。我知道自己会好起来的，我会没事的。”

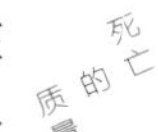

尽管米莉娅姆对自己充满信心，但这在医学上是徒劳的。也许在新闻报道和电影中，那些奇迹般康复的故事有助于激发患者一种信念，相信一切皆有可能。但那些只是例外，极为罕见，也许只是百万分之一的概率。那些例外使人相信，他们将被赋予灵性、宗教或其他力量，疾病奇迹般地消失。但在绝大多数情况下，这些愿望放错地方了，患者关注的重点应该是在最后的时日里尽可能舒适和无痛，而不是抱着治愈的幻想，继续治疗。

但没有人能说服米莉娅姆，她下定了决心，甚至在检查结果出来之后也是如此。为了解决肝硬化腹水问题，肿瘤医生为她做了穿刺抽水，结果抽水造成感染，病情加重。此外，她还有肺部感染。

尽管如此，米莉娅姆还是不相信医生的评估，她躺在病床上，坚信自己很快就会痊愈。所以在接下来的几天里，我们还是继续对她评估，结果证明一切都已无可挽回。

她已经推翻了 DNR/DNI，要求全力抢救，与此同时，她的家人仍然支持她选择 DNR/DNI，免受痛苦，在这种情况下医疗小组应该怎么做呢？最初，医疗小组从法律和伦理的角度尊重她的新愿望，即使明知这在医学上是徒劳的，也计划对她全力抢救。

戏剧性的是，米莉娅姆后来确实发生了一次心脏骤停，在一整套心肺复苏抢救之后，她活了过来。然而，没多久，她的病情恶化，不得不依靠呼吸机来维持呼吸。她还活着，但奄奄一息，我们无法知道她的大脑受到了什么样的损伤，这种损伤会持续多久，也许她在半清醒半模糊状态下承受着痛苦。

这是最坏的结果，我们知道她犯了一个严重的错误，这种努力在医学上都是徒劳的，可惜医疗小组和她的家人都无法劝阻米莉娅姆回心转意。但是，她推翻 DNR/DNI 时，精神状态是正常的，所以无论从法律上还是伦理上，我们都必须尊重她的新选择。她最终处于一种半活的僵尸状态，有点像恐怖电影中的活死人。

如果她再一次命悬一线，到底是抢救还是不抢救，我们不确定该怎么做。我召集了医院伦理委员会开会讨论，在他们的见证下，我问了米莉娅姆一些简单的问题，她要用“是”或“不是”回答，但她对这些问题一点反应也没有。显然，米莉娅姆已经意识模糊，失去了决策能力。

接下来我们在会议室里开了一个长达一小时的会议。我汇报了对米莉娅姆全力抢救后的情况后说：“现在，她已经失去意识了，丧失了决策能力，包括对她自己健康的决策能力。”

“如果是这样的话，”医院伦理委员会的负责人建议道，“应该由她的受托人负责，替她做决定。很明显，再继续治疗下去也是徒劳，她的受托人希望她能有尊严、有人道地死去。因此，我们不能违反这个意见。”

听到我们不必再受米莉娅姆的意愿的制约，能够根据经验和专业知识为她选择更有利于她的方案时，我感到宽慰。尽管米莉娅姆多年来与她的家人聚少离多，但是他们仍然非常爱她，非常关心她，作为受托人替她做出明智的选择。

会议一结束，我就给她的父母打了电话。

“我们正在开家庭会议，米莉娅姆现在怎么样了？”她的父亲一接到电话就问。

“你是她的受托人，我们现在需要你的意见，你现在要决定是否继续抢救。”我说，“我们遵照米莉娅姆的意愿，全力抢救，已经给她执行了气管插管，她现在在 ICU 靠呼吸机维持生命。我们现在面临的问题是，是否要拔管。拔不拔管都救不了她，她现在已经脑死亡，我们目前能做到的只是在给她维持生命体征，这样也维持不了几天。”

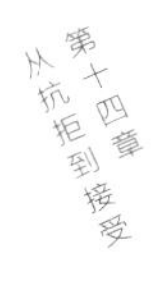

她父亲让我不要挂电话，他先与家人商量一下。等了一会儿后，他给了我一个我们一直希望听到的回复：“我们已经统一意见了，按照她最初的想法，执行 DNR/DNI 方案。”

我马上填好生前预嘱书，几分钟后，米莉娅姆的家人们赶到医院，与她告别。他们路过我的办公室时，她父亲进来在生前预嘱书上签了字。

我告诉他："我们现在要对她进行姑息护理，尽力为她减轻疼痛，这样她就会感到舒适多了。"

我走进米莉娅姆的病房，向她的家人解释姑息护理方案。这时，护士过来撤掉了正在输的药，换上了吗啡，吗啡会给米莉娅姆带去一种完全没有疼痛的虚空感。

米莉娅姆的家人们流下了悲伤的眼泪，但看起来平静和感到安慰。几分钟后，她在家人的关爱和陪伴下，安详地离开了这个世界。

从积极治疗到临终关怀

临终患者之所以更改生前预嘱，有时是因为病情发生了变化，也有的是因为没有提前计划生前预嘱，结果在生命的最后时刻犹豫不决，丧失决策能力时由家属和医生决定临终方案。

这样的情况发生在蒙哥马利先生身上。蒙哥马利先生曾经是一名巴士司机，现在已经 60 多岁了。他做事没有计划，习惯于接受命令，执行命令，从不思考这些命令。他与家人的来往不多，他们住在其他州。他以前有一个稳定的女友，交往了好多年，但一年前他们分手了，现在他独自过着单身汉的生活，大多数时候，他都自娱自乐，打打棒球，踢踢足球，上 Redbox（一个全球电视直播软件）看看免费的流行电影。

后来他得了肺癌，在接受放疗前，他有咳嗽、气急的症状，放疗几天后，这些症状都消失了，疗效明显。但是几周后，他又开始咳嗽、气喘了，之后他又接受了一次放疗。他指望放疗能够治好他的病。

大约过了 4 个月，他又来预约放疗，这次，他被诊断为晚期肺癌。当护士给他称体重时，他主诉左髋关节有剧烈的放射痛。放射科医生对其左髋关节做了检查后，做出了肺癌骨转移的诊断。臀部的疼痛是转移灶侵蚀骨头引起的，病灶影响了他的行动，他每走一步都感到钻心的疼。

他作为晚期癌症患者被转诊到我这里。当我研究他的病历时，就在想，他的病情可能在来院治疗之前，就已经是晚期的了，只是没有被诊断出来。他之前一直在针对肺癌做放疗，原位癌没被检查出来，肺部肿瘤可能是转移灶。因为他臀部剧痛，行走困难，影响了正常生活。所以，我为他治疗的第一步是用大剂量镇静剂止痛。

当他的疼痛得到控制后，我问他："你现在有什么打算吗？"

蒙哥马利先生一脸茫然地看着我，似乎不明白我在说什么。

"是关于临终计划的，"我说，"除了要考虑临终方案外，还要考虑财产等事务的安排。"

虽然我的职责只是制定治疗方案，但我想提醒没有思想准备的患者，应该趁着意识清醒安排好后事。我之所以提醒蒙哥马利先生，是因为他对于自己的治疗除了止痛外似乎没有太多其他方面的考虑，他只是来要求放疗的，并没有更多的计划，我不确定他会考虑后事。

"我不明白你的意思。"蒙哥马利先生顿了一下说。

"我知道你现在可能比较难接受这个话题，但你应该与律师和家人谈谈遗产分配、追悼会和葬礼的安排，这样他们可以先计划起来。我们也可以谈谈临终方案，如果你自己不知该怎么办好，我们可以和你最信赖的家人商量一下。"

"可以，去做吧。"蒙哥马利先生回答道。镇静剂开始起效了，他有点昏昏沉沉的。

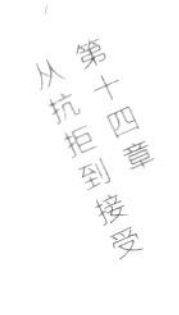

最终，医疗小组、放疗科医生和我不得不决定，一边给他放疗，一边用镇静剂止痛，以使让他保持清醒、无痛。但是放疗了一段时间后，一点效果也没有。肺部肿瘤和髋骨上的转移灶已经发展到晚期，除了眼看他一天天虚弱下去之外，我们束手无策。最后我们继续增加镇静药剂量，最高加到每小时 30 毫克，这是我见过的最大用量。虽然他感到不那么疼了，但他对周围的一切感知也在丧失，最后从半清醒状态进入完全无意识状态。我们把吗啡的剂量从每小时 30 毫克逐渐增加到 50 毫克，直到把医院的吗啡库存用光了，才不得不把吗啡换成二氢吗啡酮，它的效力是吗啡的 7 倍。最后他在无痛的状态中离世。

简而言之，蒙哥马利先生主诉髋部等部位剧痛后，我们发现病因是恶性肿瘤转移，于是确诊他为终末期癌症患者，之后，医疗小组改变了治疗方向，从以治愈为目标的治疗转为以缓解疼痛为目标的治疗，并给予大量镇静剂治疗。

当病情进入终末期

有时，对病情进入临终阶段的诊断可能下得过早，这种情形较为少见。患者如果被诊断为晚期后看上去又康复了，这说明患者当时并没到晚期，这是诊断上的失误，而不是病情突然逆转。

虽然早点与患者商讨临终方案看上去没有什么害处，但是却会对患者的心理造成负面影响。患者会惴惴不安，甚至会把这个视为无药可救的征兆。这表明医生有必要对病情进行准确的评估，并与患者理性讨论病情。因此，医生在向患者传达这一信息并指导其治疗时，既要善解人意，又要有策略。

晚期患者的病情没有被诊断出来，这时患者可能感到暂时的缓解，甚至多了一些时间享受生活，比这糟糕的是把原本未到晚期的患者误诊为临终患者。有些患者可能会认命，有的会悲伤，有的会抑郁，做出消极的行为。因为有误诊风险，医生通常不会直接告诉患者其病情已到晚期。他们会让病情自己说话，让患者自己认识到病情已经到了晚期。然而，就我个人而言，如果我认为患者有承受能力，我会建议他们做临终准备。

告诉患者或其家人患者的病情已进展至终末期，不是一件容易的事，他们不理解“终末期”到底是什么意思，误以为经过治疗还有缓解或治愈的可能性。例如，当患者被告知其癌症已达四期，就是说癌细胞已经全身扩散，发生骨转移、脑转移或肝转移等远处转移。这时，病情就是终末期，不太可能奇迹般地康复，其生存期通常只剩几天或几周了。

然而，如果患者参与临床试验等最新疗法，也许还会有一线生机。国立卫生研究院 (the National Institute of Health) 等研究机构进行的抗癌试验会给患者带去生的希望，少数参加试验的患者的确幸存下来，但是这些疗效通常只是暂时的，且只对少数患者有效。尽管这些临床试验的疗效还是未知的，但这些受试患者可能不能算作终末期。这就是为什么说同样的病情对于有的患者来说是末日来临，而对另外一些患者来说却不是无药可救。

考虑到这些条件，当患者病情无法逆转，医疗小组也诊断为终末期时，就真的到终末期了。这时，一般患者及其家属就会选择 DNR/DNI，执行“舒适和安慰”方案。通常，医生会致电临终关怀团队，他们会做出最后的安排，决定患者是否在临终关怀中心、疗养院、医院告别人生，或者在亲属或家庭护士的照料下，在家中辞世。由于患者的生存期很短，这些安排通常会很快。

通常患者会出于对家庭医生或熟悉的医院医生的信任接受这一决定，他们认为家庭医生或医院医生处理过数以百计的病例，经验丰富。即使有了这个最终的评估，有些患者在接受了心肺复苏、胸外按压或抢救性化疗等抢救治疗后死而复生，仍有很小的机会获得短期生存。然而，这样的努力通常会付出高昂的代价，比如，众所周知，化疗会引起脱发、严重恶心和呕吐。另外，一些肺癌晚期患者可能会不停地吐血或咳嗽。胃肠道受到严重损害的患者可能无法控制其排便功能，因此无法排便，护士必须为其清洗身体，直到最后。还有一些患者可能会发现肿瘤越来越大，阻塞了气道，导致持续的窒息和溺水

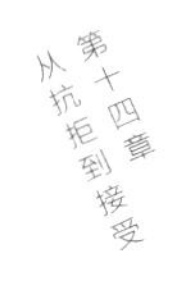

感，有时还会不断地吐血。充满痛苦、失去尊严是患者及其家人与死亡讨价还价的代价。这些经历可能会导致患者及其家人希望结束治疗，他们默认人必有一死，只希望缩短死亡的过程。

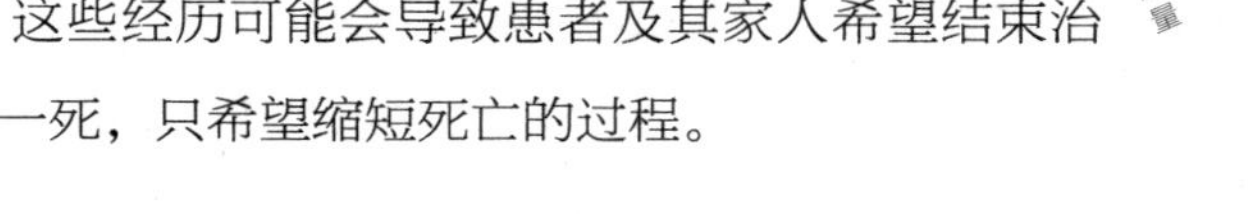

治疗应该积极到什么程度？

随着病情的恶化，比如恶性肿瘤，该治疗到什么程度的问题就出现了。在众多治疗手段中，是应该选择食疗、药物、放疗等保守疗法（保守疗法是一个医学术语，指相对于手术等有创操作的疗法），还是应该各种手段一起上呢？因为患者等不起依次尝试不同疗法，所有手段一起上至少可能有一种可以奏效。有的患者单一治疗有效，有的患者联合治疗有效。但是，我们事先并不总是很清楚哪种疗法最有效，或者哪种疗法起的作用最大。多手段联合治疗也会对病情起反作用，也可能比不治疗更糟糕，比如对癌症的闪电攻击不仅会摧毁癌细胞，也会损害周围的健康细胞。然而，从长远来看，这种看似有害的治疗方案可能更好，因为它可以消除疾病。

医学之所以被称为“医学艺术”是有原因的，因为不同联合治疗方案在不同时间对不同患者疗效不同。某种治疗有效，患者好转，或者治疗无效，患者死亡。因此，对个体患者来说，尽管医生凭借专业知识和经验可以做出相对更有效的诊断，提供相对更有效的治疗，但他们并不总是能确定什么才是最佳治疗手段。

治疗就像所有自然科学和社会科学实验一样，概率总是存在的。我们可以根据成功概率大致预测治疗效果。通常，概率达到 95% 就可得出结论，但在临床上达不到这个概率也可得出结论。选择治疗方案就像这样，没有确定性，只有可能性。某一方案对某种疾病有效或无效反映在所引用的数据上，比如某种癌症的治愈概率是 50%，60%，或 70%，但是医生不会提及疾病在某个阶段的治愈率，这是因为不同医生对疾病阶段的判定不同，很难比较。

下面这个多手段联合治疗的病例是艾达·沃尔什女士。艾达·沃尔什60多岁，她先是患了皮肤癌，经手术和放疗后，已基本治愈。但后来癌症又复发转移到肺部，现在她的肺部情况非常不妙，有肺癌、肺炎和支气管炎。

关于是否积极治疗，我认为要考虑影响治疗方案的因素：宗教、情感、社会、文化和个体因素，这些因素因人而异。如果患者是青少年或年轻人，尤其是处于癌症等疾病的早期阶段时，我建议采取更积极的治疗，因为通过手术有可能治愈。相比老年患者，年轻患者更有优势，他们恢复能力更强。相比之下，我不会建议60岁以上的重症老年患者积极治疗，而是给予关怀和安慰，帮助他们尽可能地延长生命。

艾达的病情就复杂多了。别看她现在卧床不起，生病之前，她的社交活动非常活跃。她最近刚从教育行政部门退休。退休后，她在社区做志愿者，帮助不少残疾人和无家可归的人找到捐赠的护理设施，并为他们筹集捐款。此外，她还积极参加高尔夫球和网球等多项体育运动。她有一儿一女，他们都成了家，住在别的州。他们每周都会通电话，聊聊彼此的最新情况。在抗癌这场战役中，她不想缴械投降。我同意做积极治疗，事实上，最初是艾达催促我们如何治疗，而不是我们建议她如何治疗。

"请用一切你们认为有效的方法给我治疗，即使是医学试验也未尝不可。我积极战斗，不想投降。"艾达充满斗志。

我建议她如果治疗失败，选择DNR/DNI，艾达爽快地同意了，但我们决定不放弃她。我们也可以选择合理并人道的"舒适和安慰"方案。但艾达坚持治疗，医疗小组也认为可以试一下积极治疗，采用联合疗法来争取治愈或缓解是值得的。虽然在短期内她会有一些不适，但从长期来看，我们认为她很有希望打败病魔，因为她体质很好，生活方式积极健康。

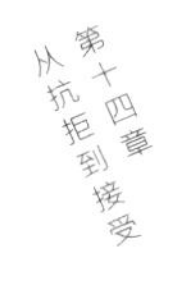

我和医疗小组会诊后，决定先用抗生素治疗肺炎，用静脉输液补充水分和电解质。体液中的无机盐和一些有机物以离子状态存在，带有正电荷或负电荷。当通电时可以解离，所以无机盐也称为电解质。水和电解质是人体的重要组成成分，是机体新陈代谢不可缺少的物质，发挥着调节生理活动的作用。因此，维持水分和电解质的平衡是非常重要的。患者服用多种药物治疗会造成体液和电解质失衡。

我们给艾达用了支气管扩张剂和抗血栓药物。支气管扩张剂可松弛支气管平滑肌，扩张支气管，缓解气流受限。因为她长期卧床不起，很容易引发血栓。虽然我们不确定疗效如何，但我们觉得，一旦治疗有效，她有很大的康复机会。

接下来就是观察和等待。我们觉得需要背水一战，要么不治，要治就积极治疗。如果不试一试的话，她就没有机会。虽然我们无法确定这些治疗方法是否会对她有治疗效果，其中哪个或哪些治疗起着主要作用。

幸运的是，检查结果证实治疗有效果，艾达很有信心，非常支持我们的治疗方案。她的反馈非常重要，令整个治疗更加个性化。现今，诊疗质量的提高很大程度上源于医疗技术进步带来的福利，但弊端是，科学技术的发展也把医生的注意力引向了疾病，而忽视了患者。医生往往只从某一器官疾病的病理过程来看他们的患者，而疏忽了对于患者的重视，将患者视为“物体”，也就是“见病不见人”。但是，只有患者才能描述其对治疗的感受，患者的态度也会影响治疗效果，乐观积极的态度会加速治愈，而消极的态度则对治疗不利。同样，患者在反馈信息的过程中也与医生之间建立起一种人文关系，使治疗过程更加人性化，像艾达这样积极乐观的患者也会让医生忙碌的一天充满阳光。

有一天，我路过艾达的病房，她高兴地喊我进去，我一边给她检查一边看监护仪上的数据。

“嘿，医生，我有一个好消息告诉你，你一定会很高兴的。我已经感觉好多了，我现在呼吸轻松多了，是不是肺炎和支气管炎快好了呢？”她的声音里洋溢着兴奋的情绪。

我在她床边坐下，看到呼吸机上波形正常，提示她呼吸顺畅。

“这很好，你正在康复，这是一个好迹象。气道畅通多了，这说明你对药物敏感。接下来我们主要对付癌症，这个更有挑战。”

“我会保持乐观的心态，好心情也许会杀死癌细胞。”

虽然看起来她肺部感染的问题能够解决，但肺部转移灶和原发皮肤癌也是很大的挑战。

“可能得动手术切除肿瘤，”我说，“放疗不敏感，会杀死肿瘤周围的正常细胞，但癌细胞仍在生长。”

“一定要手术才行，那就动手术吧，医生。”艾达说。

第三天，外科医生给她在局部麻醉下做了手术，从上臂切除了一大块癌变的组织。那天中午过后，我去查房，她朝我举起缠着绷带的胳膊，就像举着在战斗中赢得的奖杯一样。根据经验我猜测她会痛。

“怎么样，艾达，手术部位感到痛吗？”

“是的，术前只是这一块痛，现在这一大片都痛。”她用另一只手比画着说。

尽管吗啡等止痛药可以在一定程度上缓解疼痛，但是疼痛可能会持续一段时间，对疾病诊断造成影响。感到疼痛对自己其实是有利的，这样你就知道自己哪里不适。如果患者能够精确描述疼痛的程度，对医生的诊断极有帮助。但是，当使用了止痛药物之后，症状可能被药物麻痹了，患者自己不知道自己哪里不舒服，给医生诊断带来很大的难度，甚至会对病情误判。而且，止痛药会影响患者的意识，导致其与医护人员交流时不一定会头脑清醒。

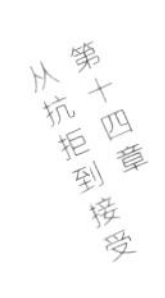

艾达在使用止痛药的情况下疼痛未得到有效缓解，这说明治疗失败。我向艾达推荐 DNR/DNI。

积极治疗有一个风险，就是无法预测确切的疗效。医生可以与患者及其家属商议设定一个时间节点，如果到了这个时间节点，患者还是没有出现足够的好转迹象，疼痛未缓解，甚至加重，其病情就可被认定为终末期，如果患者同意，其生前预嘱中的 DRN/DNI 就被激活，医生停止进一步治疗，执行“舒适和安慰”方案。

“这样可以，”艾达同意了，“如果战斗结束了，再也没有翻身的机会，我希望结局简短而甜蜜。我这辈子生活得很好，但是时候到了，当然走得越利落越好。”

征得艾达的同意后，我开始和护士一起安排用药方案。我们制定用药方案时，要根据患者的体重、疾病类型等因素确定药物、用药剂量以及用药顺序。通常情况下，吗啡是一线用药。吗啡在缓解疼痛的同时，也会导致呼吸抑制、昏迷不醒，是一把双刃剑。通常，吗啡用量从小剂量开始，根据止痛情况逐步加量，虽然吗啡过量可致急性中毒，但对于重度癌痛病人，吗啡使用量不受药典中关于吗啡极量的限制。陷入昏迷有弊有利，患者处于昏迷状态可能不会感到疼痛。但昏迷会持续多久，或者应该持续多久？以下是我对护士的解释：“我建议吗啡的初始剂量是每小时 2 毫克，不过可以看情况增加到 10 毫克，这个剂量应该可以使艾达处于舒适状态，如果不够，可以联合其他镇静药。”

“那她陷入昏迷怎么办？”护士问。

“即使患者处于昏迷状态，只要她仍然可以自主呼吸，血流稳定，吗啡剂量足够，就可以达到理想的舒适度。正常情况下，这种昏迷会持续到患者自然死亡前 1 ~ 2 天，但在某些情况下，也可能会持续 7 ~ 10 天。”

最后，我让护士安排一次家庭会面。虽然多年来，他们每周打一次电话保持联系，但我觉得他们至少可以最后见一次面。在这个至暗时刻，更需要家人聚在一起，互相扶持。

虽然有时家人聚在一起，对临终治疗方案产生分歧，有的甚至不顾预后如何，违反患者的意愿主张继续治疗，但是让这些分歧浮出水面并得到解决仍然很重要，这样，患者的亲友们就会互相扶持，更加团结，共同度过这个悲伤的时刻。

在这个病例中，没有任何分歧需要讨论。当艾达的儿子和女儿带着他们各自的孩子们来到这里时，他们团结而温馨。

艾达的一个孙子问大家：“我们现在可以去看奶奶吗？为什么我们不能去看奶奶？”

“奶奶正在休息，我们可以等她醒来后再去看她，或者在我们为她举行的纪念仪式上见到她。”他的妈妈解释道。

我认为这一幕很感人，是纪念艾达与疾病斗争的最好的方式。在这个过程中，我们竭尽所能来治愈她的疾病，我们成功地治愈了其中的两种疾病。但是由于癌细胞扩散，治疗失败了。艾达和我都知道，她已经失去了治疗机会，且病情已经到了终末期，我们都认为是时候让她安详地离去了。现在艾达的家人都聚在一起，陪伴艾达走过人生最后一刻。

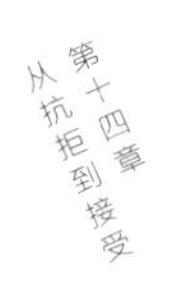

译后记

看到至亲至爱在死亡线上挣扎，该抢救还是该放弃？这是一个异常艰难的抉择。本书中的患者及其家属在痛苦、恐惧、不舍、不甘和渺茫的希望中纠结、挣扎、撕裂，然而，比这更无奈的是没有标准答案，比这更遗憾的是对死亡质量的忽视。

何为临终？生命在最后的几周、几天、几小时表现出哪些生理征兆？患者临近死亡时，在想什么？需要什么？我们该做什么，不该做什么？在翻译这本书时，我时常看到自己的影子。我同书中的一些家属一样，对死亡和对临终关怀的认知极为有限，这导致我懵懵懂懂，在父亲辞世前仍一心积极治疗，没有给予与癌症斗争5年的坚强的父亲更多的关爱，或许不过度治疗的话，他会享受到更多生命的时光，至少是更多以他的意愿度过的时光。幸而我们最终放弃了抢救，父亲安详离世，但这份遗憾和愧疚一直在心里深处隐隐作痛。本书从临终关怀医生的视角，捅破了窗户纸，让我们看到生命最终的状态，看见患者和家属的纠结和悲伤，同时也看见了我们每个人的明天。我希望这本书能够帮助那些正走在生命边缘的，与曾经的我有同样困惑的临终患者及其家属，帮助他们关注适度治疗和死亡质量，这是我接受这个翻译任务的初衷。

对家属来说，关注死亡质量的前提是理性对待死亡。“神龟虽寿，犹有竟时。螣蛇乘雾，终为土灰。”生命一路奔波跋涉，每时每刻都在接近终点，但同时我们的心在向这个终点逆向而行，甚至许多人直到生命的终点倏然而至，才感到措手不及。人类的天性是乐观的，对长生不老的努力从未止息。在追求永生的路上，无论是在美国还是在中国，死亡都是一生在逃避但却绕不开的痛。是从容谢幕还是“好死不如赖活着”？这时，抢救还是放弃成了“生死观”的代名词，直接影响着死亡质量。书中几次提到医学奇迹事件对百姓的误导，这大概是因为许多人并不了解医学实际上是一门属于概率的科学，通过临床试验和经验得出的概率是医生诊断疾病的主要依据之一。从这个意义上说，生与死只有概率，没有定数。医学奇迹之所以被称为奇迹，是因为它是尚未被发现且证明的，用目前的医学知识无法解释的现象。也就是说，抢救还是放弃注定是一门选择的艺术。

本书中病例享受到的医疗服务令人羡艳，美国临终关怀事业经过40多年迅速发展，形成了较为全面的服务体系。经济学人智库发布的2015年度死亡质量指数排名中，我国在80个国家中列在第71位。这些排名以五大类指标为依据：姑息治疗与医疗环境、人力资源、医疗护理的可负担程度、护理质量，以及公众参与水平。姑息治疗的普及在我国一直很缓慢，治愈性治疗方法占据了医疗战略的主要地位，但这一点可能会发生变化，因为最近出现了一些政策上的转变。目前我国正在顶层设计、医疗保险、建立安宁疗护（在我国，临终关怀又称舒缓医疗、姑息治疗或安宁疗护）服务体系等方面加快推进工作。2017年2月，原国家卫生计生委发布了《安宁疗护中心基本标准（试行）》《安宁疗护中心管理规范（试行）》《安宁疗护实践指南（试行）》。同年10月，第一批全国安宁疗护试点在北京市海淀区等5个市（区）启动。2019年5月，国家卫健委印发通知明确，在北京市西城区等71个市（区）启动第二批试点。国家卫健委表示将尽快把安宁疗护在全国全面推开。按照《上海市安宁疗护试点实施方案》，到2020年，安宁疗护要实现在社区层面的全覆盖。大连、绍兴、沈阳等城市开启安宁疗护医保改革试点。这些改革有助于终结“活人花钱，死人受罪”的诟病，有助于解决过度医疗和看病贵的问题。

对家属的关怀和辅导（包括心理辅导）也是临终关怀的重要内容。我国的临终关怀服务尚不完善，尤其在医疗资源紧张的情况下，医院对家属的关怀和辅导形同虚设，甚至家属承担本该由医院进行的护理也很常见。家属的一些困扰是社会性的。大医院不愿收晚期癌症患者，极少数设有临终关怀病床的医院一床难求。养老院或居家养老又缺乏临终护理技术。志愿者和义工也有巨大缺口。临终关怀资源配置远远不能满足社会需求。期盼我国在全国范围内构建更加完善的安宁疗护服务体系的路上走得快点再快点。

抢救还是放弃的另一个难题是这个决定由谁来做。第三军医大学新桥医院肿瘤科左雪娇医生告诉我：“我们国家基本都是家属选择病人的死亡方式，自己做主的病人少之又少。”2017 年 CCTV《新闻调查》播出一期节目《我的生命谁做主》，节目中一些家属出于感情、孝心等压力，选择不计代价抢救，他们的挚爱在生命的最后一息被动接受创伤性治疗，家属的一厢情愿可能会令患者雪上加霜，甚至有些患者到临死时还被蒙在鼓里。抢救还是放弃？决定权应该在患者手中。鼓励人在意识清醒时未雨绸缪，尽早立生前预嘱，无论结果如何，都会减少很多遗憾。这也是本书作者的写作目的。

本书既有故事性又有专业性，在翻译过程中，我秉承忠实、准确和通顺的原则，译文客观，戴着锁链跳舞的感受尤甚。主要困难来自医学的专业性，而且系统的临终医学在我国才刚刚起步，很多时候缺乏可直接借用的对等术语。生命无价，我在键盘上敲下每个文字时都战战兢兢，唯恐误导读者。汪丽医生通读了本书译文，提高了医学表述的规范性。她是我国医改后首批全科医生，有 20 多年的老年病、慢性病临床经验。我国全科医生的角色与美国的家庭医生角色类似，慢性病管理（癌症患者治疗也被列入慢性病治疗）是基层医院全科医生的服务内容之一，有条件的社区医院设有临终关怀病床。在翻译本书的过程中，我有幸得到了左雪娇医生、北京大学第一医院著名外科专家吴问汉和首都医科大学学生吴昊天的帮助，他们就相关医学技术性问题为我答疑解惑。另外那雨兰女士和潘英松先生作为第一读者对译文的可读性提出建议，浙江工商大学研究生郑华对第十章的校对亦有贡献。他们的帮助令艰辛的翻译之路充满温情，鞭策我高质量完成译稿。

本书提醒我正确认识生命的过程。既然死亡不可避免，我们应当有所作为。德国哲学家马丁·海德格尔在《存在与时间》中提出了一个倒计时法：向死而生。也许，死亡对人生最大的贡献就是好好地活，这是本书给我的礼物，获知书中至关紧要的医学常识也是对翻译工作最好的犒劳。

最后我还需要做一个澄清，本书作者谈论的是尊严死而不是安乐死。其二者有明显的区别：尊严死是导致自然死亡的一种手段，即不再做延命医疗措施；而安乐死是无痛致死术。安乐死是更为复杂的话题，在我国，其所涉及的伦理和法律问题尚未有效解决，尚未有安乐死相关立法。

江丹于浙江工商大学下沙校区

2019 年 10 月

图书在版编目（CIP）数据

死亡的质量 / (美) 塞巴斯蒂安·塞普韦达, (美)
基尼·格雷厄姆·斯科特著 ; 江丹, 汪丽译. -- 北京 :
北京联合出版公司, 2020.8

ISBN 978-7-5596-4247-9

Ⅰ.①死… Ⅱ.①塞… ②基… ③江… ④汪… Ⅲ.
①临终关怀—研究 Ⅳ.①R48

中国版本图书馆CIP数据核字（2020）第093412号

Sebastian Sepulveda and Gini Graham Scott
AT DEATH'S DOOR: End of Life Stories from the Bedside

死亡的质量
SIWANG DE ZHILIANG

出 品 人：赵红仕
责任编辑：申　妙
出版发行：北京联合出版有限责任公司
　　　　　北京联合天畅文化传播有限公司
社　　址：北京市西城区德外大街83号楼9层
邮　　编：100088
电　　话：（010）64243832
印　　刷：固安县云鼎印刷有限公司
开　　本：787mm × 1092mm　1/16
字　　数：203千字
印　　张：15
版　　次：2020 年 8 月第 1 版
印　　次：2020 年 8 月第 1 次印刷
ISBN 978-7-5596-4247-9
定　　价：59.00元

文献分社出品